乳がんと生きる

ステージ4記者の「現場」

毎日新聞生活報道部

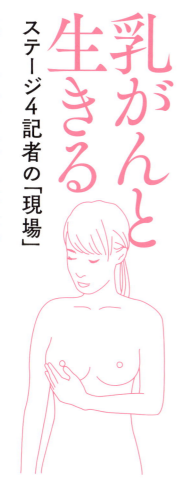

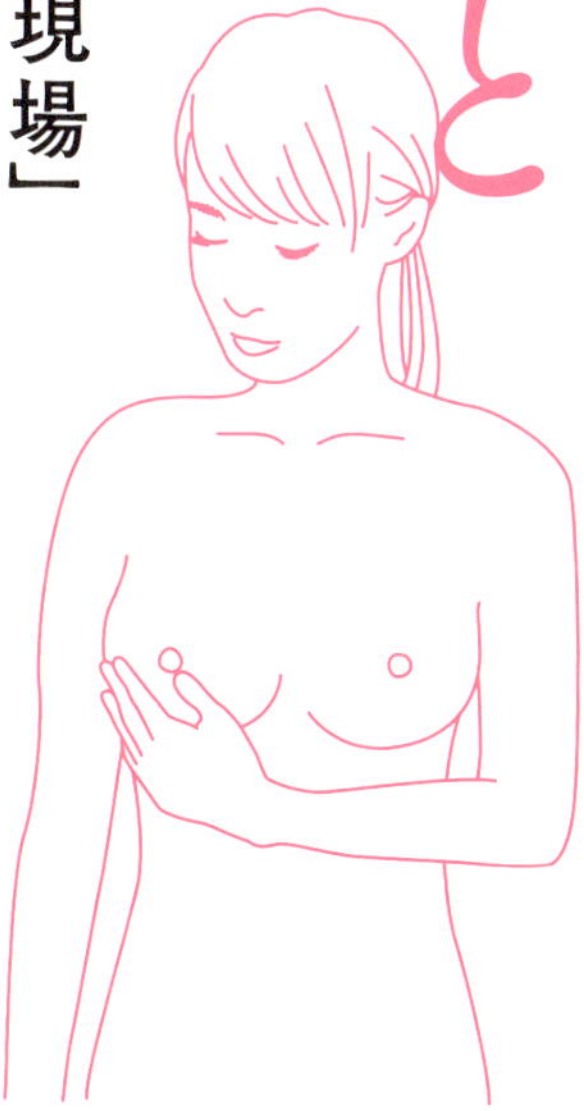

毎日新聞出版

乳がんと生きる

ステージ4記者の「現場」

はじめに

人は、ある日突然、がん患者になります。

たとえ健康に気をつけていても、思い当たる原因がなくても、がんになる時はなる。それが、この病の理不尽なところです。患者は、がんを宣告された瞬間、自分が今までとは全く違う世界に立たされていることに気づきます。

かくいう私も2008年、ステージ4の乳がんと診断されました。分かった時には、すでに骨のあちこちに転移がみられ、体を起こすことすらできませんでした。「余命あとわずか」と覚悟をして休職し、抗がん剤治療を受けました。結果、幸いなことに、胸とリンパ節からは画像上、腫瘍《しゅよう》が消失。骨の一部にはがんが残るものの、病発覚から8年を迎えようとする今も、元気に毎日を過ごしています。日常生活には全く支障がなく、記者として日々仕事をし、食べたいものを食べ、少しでも休みがあれば海外にも出かけます。がんを宿しながら、もしかすると以前より充実した生活を送っているかもしれません。

もちろん、新たな臓器に転移する可能性は常にあります。いつか治療を終える日が来るのかどうかも分かりません。まさに、がんとともに生きる毎日です。きっと、これからもずっと。

ひとくちにがんと言っても、部位により、個人により、たどる経過は大きく違います。100人のがん患者がいれば、100通りのがんがある。それが現実です。早期発見で治癒に至る場合もある一方、進行して死が避けられない場合もあります。それでも、一日一日、今、この瞬間を輝かせることで、充実した生を生きることができるのではないか。それが簡単なことではないことも承知で、ではそのために、患者や周囲の人に何ができるのか。さらに社会はどうあるべきなのか。

そんなことを考え、仲間の記者たちと一緒に、「がん社会はどこへ」という連載を始めました（毎日新聞朝刊「くらしナビ」面）。患者と医療従事者双方の話を聞き、それぞれの立場でがんとどのように向き合えばいいのかを探りました。

がん治療は少しずつ進歩し、進行性のがんにかかっても、より長く普通の暮らしを送る人が増えています。「がん」と診断された時点で、人生の舞台から降りなければならない。今はそんな時代ではありません。しかしそのためには、適切な医療を受けることが必要でしょう。

残念なのは、同じ願いを持つはずの患者と医師の意思疎通がうまくいかない場合が多いことです。医療の高度化・専門化で、とりわけ大病院の医師は多忙を極め、一人一人の患者にじっくり向き合う余裕がありません。また、世の中に医療不信の声が高まり、患者もさまざまな情報に翻弄《ほんろう》され、医師への信頼が揺らぐことがあります。もちろん一部には、利益ばかりを追求する医師もいるでしょう。連載中も、何人かの読者から「医師から心ない言葉をかけられた」と訴える声が届きました。医療界には依然、課題も多いようです。

それでも、世界中の多くの医師が、がん撲滅《ぼくめつ》に向けて闘っています。看護師をはじめ医療従事者は、患者の幸せを願って日々奮闘しています。そして新薬開発の陰には、治験に協力する多くの患者の存在があります。その中には、命のバトンを託して亡くなった方々もたくさんいます。

私も、そんな人たちのおかげで今があります。実際の現場を知ることなく、ただ医療不信を煽《あお》るだけの発信は、患者を惑わせるだけです。いま、すべての人に求められているのは、より「本当のこと」を見極め、患者と医療者がともに歩める環境を作ることではないでしょうか。

もちろん、私は自分に抗がん剤が効いたから他の人にも、と言いたいわけではありません。副作用対策はかなり進んできたとはいえ、苦しむ人もまだ少なくありません。がん治療、特に抗がん剤治療の難しいところは、効果も副作用の出方も一様ではないことです。それらを理解したうえで、いざがんになった時、自分ならどうするのか。最終的な判断は、患者それぞれの価値観に委《ゆだ》ねられています。

がん＝死というイメージは、世間でまだ強いようです。もちろん、早期発見で治癒に至るに越したことはありません。著名人のがん報道では、常に「克服《こくふく》」という文字が踊ります。とすれば、治らないがんを宿した人は、がんに「負けた」ことになるのでしょうか。

決してそうではないことを、私たちは多くの患者さんから教えてもらいました。がんになっても、この人生は一度だけです。治っても治らなくても、できるだけ悔いを残さず、最期まで自分らしく生き切るためにはどうすればいいか。本書から、少しでもヒントを得ていただければ幸いです。

毎日新聞生活報道部　三輪晴美

【凡例】

本書は、毎日新聞生活報道部による朝刊「くらしナビ」面の連載「がんを生きる」（2009年11月17日～11月20日）、「がんステージ4を生きる」（2014年8月19日～8月27日）、「がん社会はどこへ 第1部～第5部」（2015年2月10日～2016年3月26日）から乳がんに関する内容を中心に抽出し、加筆修正を行い、編集したものです。

文中の名前の表記、所属、肩書き、年齢などは連載時のままです。ただし、掲載後の最新情報を加筆している部分もあります。

目次

第2章 迷える患者たち 47

第3章 患者力をつける 89

第4章 人生の舞台から降りない　129

第5章 自分らしく生きる 167

第1章

乳がんステージ4と生きる

―記者の8年の記録

1　告知からの1年

腰痛は骨への転移だった

「もしかしたら」と思った瞬間のことはよく覚えている。

2008年の11月半ば。ちょうど44歳の誕生日を迎えた頃だった。2カ月ほど患っていた腰痛で、体を起こしているのがつらくなり、ほとんど出社できずにいた。一人暮らしのマンションの一室。テレビのリモコンと携帯電話を手元に置き、食事とトイレ以外はソファに横たわる毎日。

そんな状態が2週間ほど続いただろうか。腰痛とほぼ同時に気づいていた左胸のしこりが、乳房全体が硬くなるほど大きくなり、熱を帯びている。不吉な予感に襲われた。

「腰痛は胸のしこりと関係がある……とすれば、最悪の事態だ」

9月に出張で中国に行き、滞在中に腰痛を自覚するようになった。道の悪い中、車で長時間、揺られたのが原因だと思っていた。重いスーツケースを引きずり、何とか帰国した後は症状がどんどん悪化し、朝、体を起こすのに20〜30分もかかるようになっていた。背中や腰に何度か激痛が走り、うずくまってしばらく動けないこともあった。きっとその時、骨折していたのだろう。

当時の私は医者嫌いで、重い足を運んだのがまず近所の整骨院だった。「病気ではないですよ」と優しく言われ、マッサージを続けることを促されたが、一向に良くなる気配がない。10月末、意を決して整形外科医院の門を叩いた。MRI（磁気共鳴画像化装置）やレントゲン撮影で「椎間板《ついかんばん》の損傷」、さらに「数カ所の圧迫骨折」が指摘されたが、内臓の疾患によるものではないだろうと言う。「がんならもっと痛むはずです」とも。しかし、医師のその言葉で、逆にその可能性があることも知らされていた。とりあえず大きなコルセットを作ってもらい、自宅で寝込む日々が続いた。

そして11月半ば。胸のしこりに不安を覚えた翌日が、整形外科医院の受診日だった。

MRI
磁気の力で体の臓器や血管を画像化し、さまざまな病気を調べる検査方法。特殊な機械を使用するため検査できる病院は限られているが、乳がんの早期発見にも有効とされている。

数日前に撮ったＭＲＩの結果が出ていて、今度は首のほうまで骨が溶けてきているという。そこで初めて胸のしこりについて話すと、医師は顔色を変え、すぐに総合病院の受診を促した。

翌日、友人に付き添ってもらい、紹介状を手に新宿の国立国際医療研究センターに行く。その日は整形外科の外来日で、診察室には一人で入った。長椅子に横たわり、今までの経緯を説明する。初老の医師は資料に目を通しながら、神妙な面持ちで胸を触診した。

「がん、ですか？」と聞いた私に、医師はただ静かにうなずいた。これが告知の瞬間だった。腰痛は、乳がんが骨に転移したことによるものだったのだ。

診察室を出て、とりあえず待合室の椅子に座った。ダクトがはう古びた壁を見ながら、「世界は何て美しいんだろう」と思った。絶望でもない、悲しみでもない。その時の気持ちは、今でも言葉にするのが難しい。

次の日、母が上京した。この頃には容易に立てないばかりか、全身がかなり衰弱して食欲もほとんどなかった。この間、床にものが落ちてもかがむ姿勢が取れず、部屋は汚れに汚れている。体全体に鈍痛があり、暖房で乾燥した部屋に閉じこもっているため、全身の皮膚が魚のウロコのように荒れていた。想像以上の事態に、母の驚きと悲しみはどれほどだっただろう。

がんであることを告げると、多くを話し合うまでもなく、治療のために関西の実家に帰ろうということになる。翌日、再び国立国際医療研究センターに行き、初めて**乳腺外科**の診察を受けた。そこで医師とどんなやりとりをしたか、ほとんど記憶がない。母によれば、私は「(余命は)あと3カ月ぐらいですか」と聞いたという。しかし覚えているのは、医師がただ暗い表情で顔をそむけたことだけだ。今思えば、それも幻影だったのかもしれない。

乳腺外科
しこりや腫れ、炎症、痛みなど乳房に関するさまざまな疾患の診断・治療を行う。マンモグラフィや超音波検査を受けることもできる。

がんと分かったからには、一日も早く治療が受けたかった。同郷の友人がすぐに地元の病院の情報を集め、転院の手続きまでしてくれた。その際、整形外科医から連絡がほしいと伝言を受けたと言う。ベッドの中から電話をかけてみると、先日受けた「骨シンチグラフィー」(がんがどの程度骨に転移しているかの検査)の結果、首の骨も頭の骨も危ないと言う。「移動するのは危険」と言われたが、何が何でも関西に帰りたかった。

2日後。母と友人が、慌《あわ》ただしく掃除や荷造りを済ませてくれ、長年住んだ部屋に別れを告げた。羽田空港に向かうタクシーに乗り込み、途中、クリスマスのイルミネーションで華やかな銀座を通る。「この光景はもう二度と見られないかもしれないな」とぼんやり思った。空港には、当時所属していた出版局の上司と同僚が来てくれた。手短に仕事の引き継ぎを済ませ、車椅子のまま最後のあいさつをする。首は曲げられないから、笑顔で小さく手を振った。二人の「待っているから」の言葉が、ただありがたかった。

伊丹空港では父と兄が待っていた。兄の運転する車で実家のある兵庫県芦屋市に向かう。就職と同時に上京して20年。まさかこんな姿で帰ってくることになろうとは。家に着き、仏間に布団を敷いてもらい、コルセットをはめた重い体を横たえた。

そうか。私はこういう運命だったのか。たとえもうすぐ死ぬとしても、これまでの人生はそこそこ楽しかったから悪くはないかもしれない。心残りといえば、親より先に死ぬこと、そして好きなヨーロッパへは二度と行けないこと……。

眠れないまま思いはめぐる。個々人の命の長さは、神の采配《さいはい》によるものなのだろうか。死にゆく者としての今の私は、強制収容所に送られたも同然ではないのか。頭髪をそられ、囚人服を着せられたユダヤ人女性の姿に、抗がん剤で髪が抜けるであろうパジャマ姿の自分が重なり、底なしの闇に突き落とされるような恐怖を覚えた。

翌朝、転院先である神戸の市立医療センター中央市民病院へ行き、整形外科の診察を受けた。骨シンチグラフィーの画像を前に、医師は「かわいそうに。東京でバリバリ働いてたんでしょう」と優しく言う。その口調に、やはりもう仕事には復帰できないのだろうと思った。

その夜。寝ていた私の耳に、母の泣く声が聞こえてきた。

「何とかなる、と思ってたけど、今日の先生の様子で、もうダメだと分かった」。母の言葉に、父は「仕方ないじゃないか」と返すしかなかった。私はとっさに「死なない。絶対、死なないから！」と、離れた部屋にいる両親に向かって叫んだ。


自覚症状ない乳がん、診断時点での転移多く

乳がんはある程度進行するまで自覚症状がなく、診断時に既に遠隔転移している場合も少なくない。転移する部位で最も多いのが骨。そして肺、脳、肝臓など。骨に転移すると背中や腰の痛み、肺の場合はせきが続くなどの症状がある。

骨転移自体が直ちに命を脅かすことはないが、骨折や痛みを伴い、生活の質を著しく低下させる。治療は転移の進行や骨折を防ぐビスフォスフォネート製剤などの投与が基本で、痛みを除くため放射線治療をすることもある。

乳がんは一般的に、他のがんに比べて進行が遅く、手術後10年以上たって再発・転移する場合がある。初期で見つかっても、長く治療を続けることが必要だ。

笑顔の主治医、心ほぐれ

次の日、神戸の中央市民病院で乳腺外科の診察を受けることになった。

長い待ち時間の後、ようやく診察室に通される。必死の形相で訴えかける母を前に、医師は「お母さん、ちょっと落ち着いて」と笑み交じりの顔を向けた。それが主治医との初対面だった。

「大丈夫。これくらいの骨転移があっても、すぐにゴルフができるようになった患者さんもおるから」

主治医の余裕のある言葉と表情で、張り詰めていた気持ちが少しほぐれた。診察に続いて胸部のエコー（超音波）検査、組織診。合間に、骨転移の薬「**ゾメタ**」を点滴してもらう。後で聞けば、主治医がすぐに「ゾメタ」を投与したのは、重篤《じゅうとく》感が強かった私の心情をおもんぱかってのことだった。実際、私は処置室のベッドで、「ようやく治療が始まった」と心から安堵《あんど》した。

その夜から入院。検査の結果、腫瘍《しゅよう》は左胸のほぼ全体に及ぶもので計測もできなかったという。リンパ節転移は多数、さらに両側の胸に少し水がたまっていて「**がん性胸膜炎**の疑いあり」だった。そして脊椎《せきつい》や骨盤、胸骨など多数の個所に及ぶ「多発性骨転移」。手術はもちろん適応外だ。

かなり絶望的に思えるこの結果は、しかし、当初すべてを聞かされたわけではない。主治医はそこまで明確には告げなかったし、私自身もそれを望まなかった。すでに骨に転移（遠隔転移）があるので、この時点でがんの進行度は最も重い「ステージ4」だ。治療法は、より体に負担の少ない「ホルモン治療」という選択もあったが、主治医の判断で、最初から抗がん剤治療を受けることになる。

入院2日目、抗がん剤「タキソテール」を初めて投与した。投与後2日ほどは、副

ゾメタ
ビスフォスフォネート系の薬で、転移の進行を抑え、骨折予防や痛みの軽減などを目的に使われる。ゾメタ以外の骨転移の治療として2012年には分子標的治療薬「ランマーク」が承認され、標準治療に加えられた。

がん性胸膜炎
がんが胸膜に広がり胸水がたまる病気。肺がんの発生に伴うことが多く、胸水が大量にたまると呼吸困難を起こすこともある。

作用止めの薬が効き、病が嘘《うそ》のように体調も気分も良かった。父が車椅子を押してくれ、病院の外にも散歩に行った。父といろいろな話をしながら、外の空気を吸った。空の青さが目にしみた。

その後はぼんやりと宙に浮いている感じが続いたが、私の場合は悪心や吐き気がまるでなかった。母は壮絶な副作用がいつ襲ってくるかと心配したが、主治医に「お母さん、いつの時代の話ですか」と笑われていた。

そんなある日、主治医が笑顔で病室にやって来た。組織診の結果を示しながら、私のがん細胞は「いい薬が使える」タイプだと言う。翌日、早速その薬、分子標的薬の「ハーセプチン」を点滴してもらう。

分子標的薬は、通常の抗がん剤と違い、がん細胞のみを狙って攻撃するため、副作用も少ないと言われる。ただし、ハーセプチンは初回のみ強烈な悪寒や熱などに襲われる場合があり、私も例外ではなかった。しかしその後は、特に問題となる副作用もなく、この薬を何年も続けることになる。

タイプで異なる乳がんの治療法

乳がん治療の際、まず大きな指標となるのがホルモン受容体の有無だ。ホルモン受容体があるがん細胞は、「エストロゲン」などの女性ホルモンと結合して分裂・増殖する。そのため、女性ホルモンの働きを抑える「ホルモン治療」が効果的だ。

また、がん細胞が増殖・転移しやすい「HER2タンパク」の多さも治療法に大きく関わる。乳がん患者の20~30%は、HER2が過剰に発現する「HER2陽性」タイプで、本来は悪性度が高い。しかし、2000年前後にHER2のみを狙って攻撃する分子標的治療薬「ハーセプチン」が現れ、予後が大きく改善された。さらに2013年に「パージェタ」、2014年に「カドサイラ」と新しいタイプの薬が登場し、「HER2陽性」乳がん患者の治療の選択は、ますます増えている。

入院は、抗がん剤治療の副作用に備えるという名目だったので、3週間で退院することが決まった。そこで主治医から改めて病状と今後の見通しについての説明があった。まず、骨転移により脊椎の神経が圧迫されていて、下半身が麻痺《まひ》する可能性があり、しびれなどの症状が出れば手術が必要になること。特に首の骨が折れないよう注意を要すること。がんは脳にも転移する可能性があること。最後に「まず3年は大丈夫」と言う。私は思わず「え？　30年ではないんですか？」と聞いてしまった。主治医は「そうやなあ、大丈夫かもしれへんな」と苦笑した。

「かも」か……。しかし数日前まで、自分では余命あと数カ月と思っていたのだ。とりあえず希望を示してくれたその言葉に、大いに感謝すべきだったのだろう。

抗がん剤が効くか否かは、投与してみなければ分からない。退院も迫ったある日、主治医が血液検査の結果を手に、また満面の笑みで病室にやって来た。

「**腫瘍《しゅよう》マーカー**のほぼ全ての値が半分になってる！　この分なら、数カ月後には腫瘍も消えるで！」

初回の治療は大きく奏功し、年の暮れ、無事に退院することになった。

身長が7センチ以上縮んだ

抗がん剤による2回目の治療を終え、車椅子を押してもらって実家に戻った。玄関に入ると、飾られた花のにおいに全身が包まれるのを感じた。台所で鍋の煮えるにお

腫瘍マーカー
血液や尿中に現れる、悪性腫瘍の指標となる特殊な物質のこと。量や種類によって腫瘍の存在を確認、また抗がん剤治療や放射線治療の効果を調べるため用いられる。

い、窓から聞こえる鳥の声……あらゆるものが五感に強く迫ってくる。副作用と言われる味覚障害とも無縁で、ものの味がかえって鮮明に感じられた。全身が生きる力を取り戻そうとしていたのだろうか。

年が明けて1月下旬、一人で暮らすマンションがある東京・新宿区から、介護保険の**要介護認定**の書類が届いた。療養に備えて申請するよう、退院前、病院のスタッフに勧められていたのだ。結果は「要介護2」。訪問看護師に週2回、入浴の介護を頼むことにする。地元の医師による往診も含め、定期的な訪問者があることで、気持ちが大いに引き立てられた。

しばらくは寝ている時間が多かったので、テレビで料理番組ばかりを観ていた。もともと食べることが好きで、行きたいレストランが何度も夢に出てくる。お笑い番組もよく観た。何十年かぶりの吉本新喜劇が妙に面白く、頭をからっぽにしてゲラゲラ笑った。

地元の友人が声をかけてくれ、つえをつきながらそろりそろり、近所に食事にも行った。抗がん剤投与後、副作用止めが切れる頃はさすがに体が重いが、少し無理をしてでも外で友人に会うと、気持ちが一気に晴れる。友のありがたさに何度も涙が出た。

要介護認定
40歳以上の医療保険加入者で、国が定める特定疾病と診断されれば介護保険の利用が可能。がんの場合、医師が医学的知見に基づき回復の見込みのない状態に至ったと判断した末期がん患者が対象となる。

退院後の通院は、抗がん剤治療のため3週間おきとなった。診察のたびに主治医から「もっと動けるはずや」と叱咤《しった》激励を受け、2月中旬にはコルセットを外し、下旬にはつえを離し……と、春に向かって体の機能も回復の一途をたどった。相変わらず吐き気などを感じることはなく、腫瘍マーカーも順調に下がっていた。体調も良くなるばかりだったが、精神的な不安が簡単に解消するはずはない。パソコンの前に長時間座れるようになってからは、自分の病について情報を集める日々が続いた。

ネット上にはがん全般の総合サイト、医師による無料相談室、治療に関する最新情報などさまざまなものがある。乳がん患者によるブログも多く、治療の経過をリアルにたどることができる。中にはブログ主が亡くなったという知らせで更新がとまっているものも少なくない。当初は、自分にこれから起こりうることを直視するのが怖くて、パソコンを閉じてしまうこともしばしばだった。がん患者が第一に得たいのは、今後の自分に希望が持てるような情報なのだ。

そんな中、ようやく探していたブログに出合った。私と同様、乳がん診断の時点で骨転移があった患者で、抗がん剤治療を経て新たな転移はなく、15年を過ぎても元気だという。ステージ4のがんでも、長く生きることはできるのだ。自分も大丈夫かもしれない、いやきっと大丈夫だ。

気持ちの浮き沈みはあるにせよ、この間、大きな落ち込みがなかったことには自分でも驚いている。流した涙も、悲しみよりも感謝によるほうが多かった。遠方から訪ねてくれる友人や職場の人たち。毎日誰かが送ってくれる励ましのメール。高齢の叔母は一人で千羽鶴を折って送ってくれた。環境にも恵まれていた。無邪気な幼少時代を過ごした土地。のんびりと明るい町の空気。どこにいても、見上げればこんもりとした山の緑が見える。


3月に入ると「免疫力アップ」を自らに唱え、散歩に、買い物にと一人で近所に出歩くようになった。初めて遠出をしたのは大阪のコンサートホールだった。好きなバッハの「マタイ受難曲」を聴いた瞬間、涙があふれて止まらなくなった。抗がん剤の副作用でまつげが無くなったせいもあったかもしれない。しかしそれ以上に、こみ上げるものを抑えることができなかった。

桜が満開になると、母と弁当を持って近所の公園で花見をした。夕食後は父とのウォーキングが日課となった。友人たちが料理教室に、美術館に、野外ライブにと連れ出してくれた。こんなに楽しい時間が与えられたのだから、命が短くなっても悔いはない。そう思う瞬間がたびたびやって来た。

4月。腫瘍マーカーは5個のうち一つを残して基準値内に下がった。しかし同じ頃、驚いたことに身長が以前より7センチ以上も低くなっていることが分かる。主治医にとっても初めての症例で、薬で背骨のがん細胞が急速に消えたため、健全な骨の形成が追いつかなかったのだという。ショックというより人体の不思議に驚いた。その頃は頭髪もほぼなくなったが、かつらは作らず、帽子で通すことに決めた。とにかく自然体でいたかったのだ。

6月。エコーの結果、大きかった胸の腫瘍が約1センチにまで小さくなっていた。しかし、薬の副作用から手先に軽いしびれを感じるようになり、ツメが浮き始め、足の1枚がはがれてしまった。9回目の治療を終えた時点で、薬の種類を変えることが決まる。次の抗がん剤治療「**EC療法**」は吐き気が出やすくつらいだろうとのことだったが、私の場合、やはり食欲減退も悪心《おしん》もなかった。副作用の出方には個人差があり、効き具合とも関係ないと言うが、苦痛がないことはやはり何よりの自信につながる。

「もう南極でも北極でもどこへでも行ける」という主治医の言葉に気を良くして、思

EC療法
抗がん剤は複数の薬剤を組み合わせて用いる場合も多い。療法の名称は抗がん剤の頭文字を使用し、「EC療法」はE（エピルビシン）とC（シクロホスファミド）の併用。

いがけない夏休みとばかりに、一人で京都に一泊旅行に出かけた。禅寺の縁側に座って庭を眺《なが》めながら、これからの自分について考えた。あとどれくらい生きられるか分からない。残された時間をどう過ごせばいいのか。

さらに、新幹線で東京の自宅や職場にも足を運んだ。病気前とは違って見える町の風景が、ただ眩《まぶ》しかった。

9月初め。CTの結果、胸やリンパ節の腫瘍は画像上、ほぼ消失、新たな転移もないことが分かる。この時点で職場復帰の目標を、がん発覚からちょうど1年後の11月と決めた。

10月末。点滴による抗がん剤投与が最後の日を迎えた。治療は次の段階に進み、経口の抗がん剤を服用することになる。そして東京に戻った後も転院はせず、診察のため定期的に関西に帰ることに決めた。第二の人生を与えてくれたのはこの地だと思っているから。

2009年11月。職場復帰の日を迎えた。

CT
コンピューター断層撮影装置。X線を利用し、コンピューターで身体の断面を画像化する。

抗がん剤の副作用対策、薬も充実

乳がんは他のがんに比べて抗がん剤の種類が多く、研究も進んでいる。手術ができない再発・転移患者だけでなく、初期の術前・術後治療にも用いられる。通院での治療が基本で、副作用のコントロールが大きな課題となる。

薬の種類にもよるが、主な副作用は悪心や嘔吐《おうと》、食欲不振、脱毛、末梢《まっしょう》神経障害など。白血球の減少が感染症を引き起こすこともある。表れ方には個人差があり、最近は副作用を抑える薬も充実しているが、苦痛を伴う場合もある。医師と相談しながら治療を進めることが必要だ。

再び社会に戻る

復帰の日。さすがに少し緊張しつつ、乗り慣れた電車で会社に向かう。しばらくは1日6時間の制限勤務だ。

復帰といっても、晴れて治療を終えたからというわけではない。この時点で仕事を再開することに、周囲の理解は得られるだろうか。がんに対する意識や知識は人それぞれだ。職場や仕事相手の人たちに不安を感じさせたり、余計な心配をかけたりするのではないか。がん患者といっても、会社の一員として、できる限りの仕事をこなさなければならない。しばらく病人として扱われることに慣れた身では、いきなり大きなストレスにさらされるのではないか。不安は尽きなかったが、このタイミングで元の生活に戻ることが、心身ともに一番いいと思った。無理をするつもりはない。できるだけ長く生きていたいから。

職場は大きく変わったことはなく、不景気が進む厳しい状況でも仲間が生き生きと働いていた。当たり前だが、私一人が死のうが生きようが、何も変わることはないのだ。この1年間、何事もなかったかのように、以前と同じく笑い合ったり、夜にはお酒を飲んだりする。とりあえず帰る場所があったことが、何よりありがたかった。このままずっと元気で働き続けられるだろうか。

ステージ4の乳がん患者の場合、**5年生存率**は33％程度という（2001〜2005年に診断された症例）。気にならないと言えば嘘になるが、データは一人一人の人間にとっては意味がないと思えるまでにはなった。そもそも「生存」という言

5年生存率
5年間、再発がないことが完治を示す一つの目安とされてきたが、乳がんは10年が過ぎても再発することもある。部位により差があることから、最近では「10年生存率」を指標とする場合も増えている。

葉自体、寝て起きてご飯を食べ、笑ったり悩んだりするという日常の暮らしにはなじまない。がんにかかった時点で、普通の人間ではなくなったと言われているような気がするのは私だけだろうか。

言葉はつくづく人を惑わせる。ステージ4の場合は「根治《こんち》はない」と言われている。そのことを主治医にただすと「一昔前のイメージとは違う。治癒《ちゆ》を目指そう」と力強い言葉が返ってきた。今はその言葉だけで十分だと思った。

治療はこの先もずっと続く。病がこのまま進行しなければ、いずれ抗がん剤からホルモン剤治療へと移行できるだろう。しかし、再度がん細胞が活発になれば、また別の抗がん剤を使うことになるかもしれない。その果てには使える薬がなくなるという事態も待っている。

発症前は「自分ががんになるはずはない」と思っていた。しかし、今は「自分がなっても何の不思議もなかった」と思う。がんほど個々人で進行が違えば、気の持ちようも違う病はないのかもしれない。私の場合は人生ゲームのルーレットを回し、たまたま出た数字だけ進んでみたら「乳がんにかかる」のマスだった。それが実感だ。この先は「検診を無事クリア」のマスが続くのか、「新たな転移が見つかり、薬で進行を抑える」のマスが出るのか、それとも……。

もちろん、このような淡々とした気持ちが常に続くわけではない。心は時に揺れに揺れる。それでも、この1年で一つ確実に学んだと思えることがある。人はいずれ死ぬということ以外、確かなことは何もないということだ。

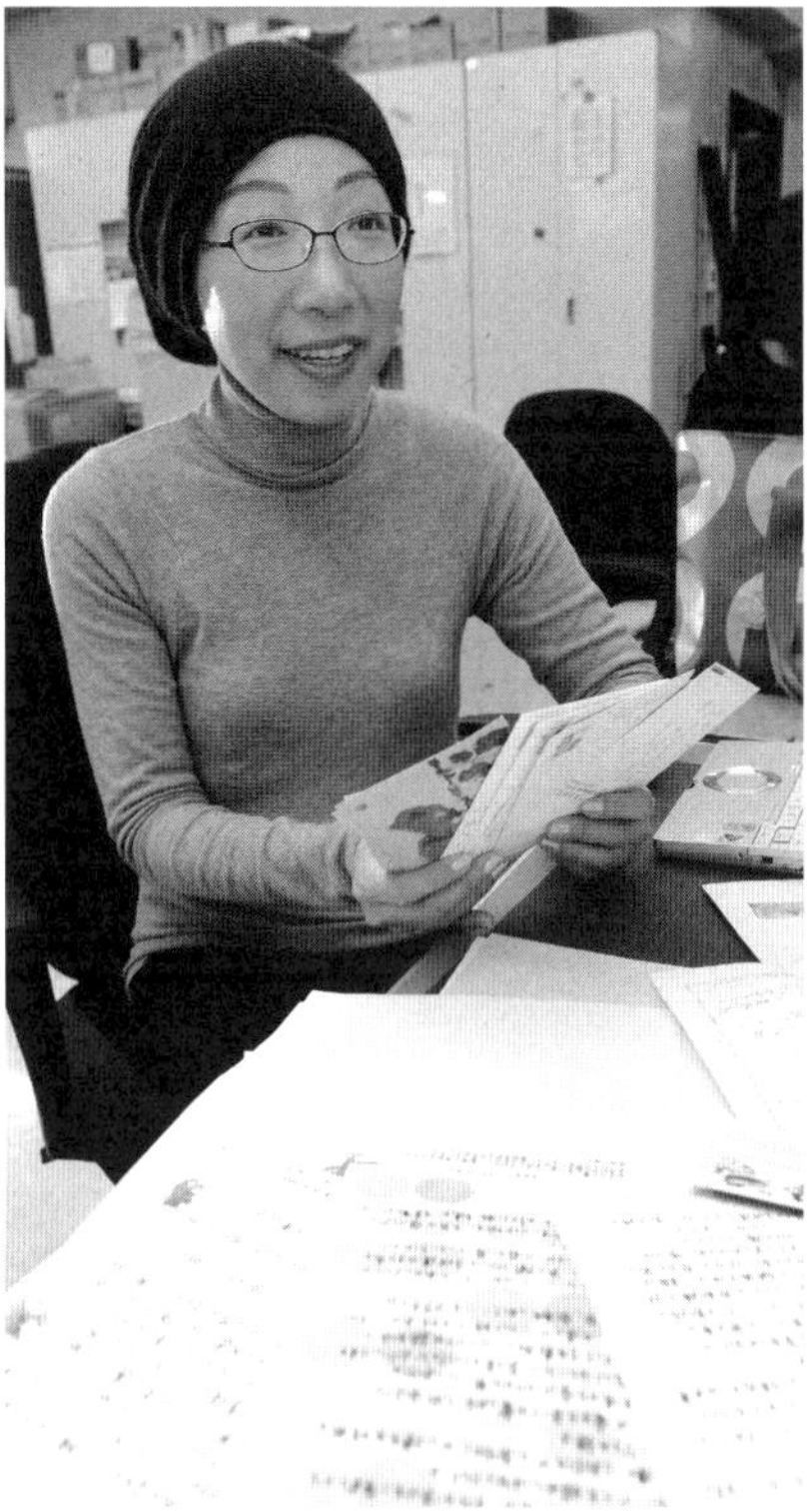

読者からの手紙を読む三輪晴美記者＝2009年、毎日新聞東京本社で、平田明浩撮影

みわ・はるみ　1964年大阪府生まれ。1989年毎日新聞社に入社し、事業部に所属。1992年から出版局に勤務し雑誌や書籍の編集に携わる。2008年11月乳がんが見つかり、治療のために休職。2009年11月職場復帰。以後、2016年現在も治療を継続中。2014年4月から生活報道部記者。

最近、目の前の光景がくっきりと輪郭をもって美しく見える瞬間がある。今、ここに「生存」ならぬ「生きている」という喜び。そんな瞬間を積み重ね、この先、10年、20年を元気で過ごすことができたなら、病を得て本当に良かったと思えるだろう。その前に、がんは治る病気になっていないだろうか。

2 復帰後の日々

「生きている」ことをかみしめる

治療を始めて2年が過ぎた。現在、いわゆる画像上では乳房やリンパ節にがん細胞は見えない状態だ。しかし骨にはまだ残っているようで、痛みはないが、時々背中に違和感を覚える。それでも、今のところ大きくは進行していないらしい。

治療は月1度の点滴「ゾメタ（＝骨転移の治療薬）」と、3カ月に1度のホルモン剤「リュープリン」の注射。日々服用するのは、分子標的治療薬「タイケルブ」とホルモン剤「ノルバデックス」、そして経口の抗がん剤「ゼローダ」だ。

復帰当初は短時間の勤務だったが、5カ月後には晴れて通常勤務となった。薬の副作用もほとんどなく、「体調はどう？」と問われると、一瞬、なぜそんなことを聞かれるのだろう、と戸惑ってしまう。普段は病気のことを忘れている時間のほうがずっと多い。

職場に復帰して1年。毎日をかみしめるようにして生きてきた。

以前よりずっと、季節の移り変わりに敏感になった。町で楽しそうな人々の姿を見るとと素直にうれしくなる。しばらく音信不通だった知人の何人かとも、付き合いが復活した。キャンサーズ・ギフト（がんからの贈り物）を、すでにたくさん受け取った気がする。

もちろん、生きているからには日々ストレスはある。嫌なことがあると「がん細胞が増えるのでは」とヒヤヒヤしたりもする。幸い、仕事上ではがん患者であるがゆえの不自由を感じることはない。初対面の人にも、自分の病気については極力打ち明けるようにしている。相手がものを書く立場の人であればなおさら、がんという病気について知ってほしいという気持ちがあるからだ。

それでも時々、ずっと長い夢を見続けているのではないかと思うことがある。がん患者であるという現実を、まだ受け入れられない自分がいるのかもしれない。しかしある時は、何ておもしろい人生になってしまったんだろう、と思う。果たしてこれから自分はどうなるのだろうか。

思いを共有するうえでも、治療の実情を知るうえでも、同じ乳がん患者のブログはありがたい存在だ。しかしこの1年の間にも、そのうちの何人かを見送ることになってしまった。残された言葉はそれぞれだが、いずれも自身の命の終わりを冷静に見つめているように映る。もちろん本当のところは分かるはずもない。「今まで読ませていただいてありがとうございました。いつかどこかでお会いしましょう」と心の中で手を合わせる。きっといつか、どこかで。本気でそう思うのだ。

2010年、主治医の独立開業に伴い、通い慣れた神戸の中央市民病院を転院することになった。最後の通院を終えてポートライナーに乗り、海の向こうに広がる神戸の町を眺めながら、入院中、病室の窓から同じ景色を見ては、あちら側の世界に戻りたいと切なく思ったことを思い出した。

あれから2年。この夏には職場の元上司や仲間たちと富士山登頂を果たした。「生きてる、生きてる」と自分を励ましながら、一歩一歩を踏みしめた。先月は一人でヨーロッパを旅した。行く先々ですれ違う見知らぬ人たちを、みないとおしいと思った。叫びたくなるほど気持ちが高揚した。

こうして、がんと生きる日々は続く。一日一日は自分自身が作っていくものだ。だからある日再び困難がふりかかったとしても、その都度正面から向き合えばいい。それしかできないし、それでいいのだ、と自分に言い聞かせている。

これからの1年も、きっと笑顔で過ごせる。そんな気がしている。

そして7年が経過

がんを告知されてから間もなく8年を迎える。あっという間の日々だった。

「治ったのですね」。最近は、そう声をかけられることも多い。見た目は元気そうで、とてもステージ4のがん患者には見えないのだろう。

もちろん、決して治癒したわけではない。がんの多くは、治療開始から5年を経て再発・転移がなければ「完治」とみなされる。しかし乳がんは進行が遅いため、10年以上たっても再発することがあるのだ。

私の現在。胸やリンパ節の腫瘍は画像上、消えたままで、新たな転移もない。しかし骨にはまだがんが残っている。「左恥骨転移の集積はやや増強、その他の骨転移はほぼ不変、新たな再発・転移所見なし」。これが2016年2月に受けたPET（陽電子放射断層撮影）検査の結果だ。新たな病変がないことはありがたいが、「やや増強」という文字はやはり気になる。

治療は、ずっと主治医が開いた芦屋のクリニックに通い、3週間おきに「ハーセプチン」と「ゾメタ」の点滴を受けている。さらに1日1錠、ホルモン剤「ノルバデックス」を服用する。遠距離通院は楽ではないが、定期的に両親や友人たちと顔を合わせることが、免疫力を保つ何よりの方法だと思っている。会えば自然と笑顔になれる主治医の存在も大きい。

普段の生活で、体の不調を感じることはほとんどない。治療の副作用があるとすれば、爪の先が欠けやすいことぐらいだ。腫瘍が原因で背が縮み、「小柄だ」と言われることにはまだ慣れない。しかし、その他は何ごともなかったかのように日々を過ごしている。人並み以上に食べてお酒も楽しみ、「生きていて良かった」と思う瞬間もたびたびやってくる。

病の進行を分けるものは何なのか。それは誰にも分からない。がんになるのも、その後の経過も、複合的な要因があるはずだ。がんは生活習慣病とも言われ、病気以前

PET
がん検査の一つ。注射によって、細胞のエネルギー源であるブドウ糖に似た糖と放射性物質を結合させた検査薬を投与。がん細胞は増殖に多くのブドウ糖を必要とするため、がんのあるところに大量の放射性物質が集まり、それが画像に映し出される。

の生活を改めるべしという声も多い。しかし私の場合、正直なところ、生活はほとんど変えていない。強いて言えば、野菜を多めにバランスが取れた食事をとること、それからお腹を冷やさないことぐらいだ。精神面では、何につけ、起こったことは全て必然だったと肯定する気持ちが強くなった気がする。旅をはじめ、楽しみな予定を常に数カ月先まで入れることも、心身のはりになっているかもしれない。

告知からの7年半。大きな震災も続き、日本全体が荒波にのまれたかのような日々だった。個人的には「生きているだけで幸せ」なはずなのに、生きていれば当然、苦しみや悲しみがある。がんをはじめとする病で、身近な人を何人も見送った。職場の後輩が亡くなった時は、なぜ私が先ではないのかと呆然とした。「使命があるから生かされる」というのは、きっと正しくない。若くして逝ってしまった人ならなおさら、まだまだ生きる意味も意義もあったはずだ。

そうではなく、「生かされたから使命がある」のではないだろうか。私の場合は、同じがん患者がより幸せであるために記事を書くこと。そして今、この空を見ることができない人たちの分もしっかり生きること。それが使命だと思っている。

2014年の春に出版局から新聞の生活報道部に異動し、多くのがん患者の話を聞く機会を得た。中には取材でお会いして、ほんの数カ月後に旅立たれた方々もいる。いずれも、不思議と澄んだ笑顔しか思い出せない。でも悲しみに増して、お会いできて本当に良かったと思う気持ちが強い。この世とあの世に境はあるのだろうか。

日常のふとした瞬間に、告知直後のつらい記憶がよみがえることがある。転移で頭の骨が溶け、病院のベッドで寝返りも打てなかった。腫瘍が神経を圧迫し、顔の一部がずっと麻痺していた。体を起こすこともできず、ぼんやりと病室の窓の外を眺めていた。あの時の私は、確実に死に向かっていたのだ。

生きていたい。旅をして、仲間と笑い合い、仕事をして少しは人の役に立ちたい。すでに8年近くも与えられたのに、これ以上は高望みだろうか。復帰後に闘病記を書いた時、多くの読者から温かい手紙をいただいた。乳がんの同じ年代の女性から届いた手紙には「一緒におばあさんになりましょう」と書いてあった。今も思い起こすたびに涙が出る。

いつか、紙面で「骨の腫瘍も消えた」と報告できる日がくるだろうか。

第2章

迷える患者たち

1 「治療拒否」同意書を渡された

画像を見たまま告知

「ここにサインをしてもらえますか」

2013年8月、奈良県内にある公立病院の乳腺外科外来の廊下。3週間前、この病院で乳がんを告知された玲子さん(69)=仮名=は、看護師からA4判の紙1枚を渡された。

〈今後乳がんに関する□□病院での治療につき自己意思でもって一切受けないことに同意をし、転移・病状の悪化時および緩和治療などの一切の当院での治療については今後受けられないことについても同意するものである〉

今後、病院が玲子さんの乳がんに関する一切の治療を行わないことを明記した同意書だった。文書の末尾に、男性主治医の名前と押印があった。

3週間前、右乳首からの出血が3日間続き、玲子さんはこの病院の乳腺外科を受診した。診察後、すぐに超音波検査（エコー）を受けたが、主治医は画像を見たまま、「右だけでなく、左にもがんがあります」と淡々と告げた。「両側乳がんで、全摘出手術が必要」と診断されたが、全摘出の理由や詳しい治療方針など十分なインフォームドコンセントはなかった。


1週間後の再診察。医師は組織検査の結果を告げると、すぐに手術の手続きを進めようとした。日取りもすでに決まっている。拙速《せっそく》な対応に不安を感じた玲子さんは、いったん退室。廊下で夫（70）に相談のメールを送ると、「手術はするな」と返信が届いた。夫と1時間ほどやり取りを続けたが結論は出ず、その日は手術の仮予約だけして帰宅した。

玲子さんの手術をめぐり、夫や長女（43）、長男（40）、兄弟らが集まり家族会議を開いたが、夫だけが猛反対した。がんの告知後、夫は抗がん剤など従来のがん治療を否定する本を読んでいた。迷った玲子さんは、旧知の乳腺外科の開業医を訪ねた。セカンドオピニオンを受けるつもりではなく、ただ相談しようと思った。開業医はエコー検査後、すぐに手術はせず、経口剤によるホルモン治療で経過観察することを勧めた。

年齢を考えれば手術は避けたいし、夫の気持ちにも添いたい。開業医の言葉が背中を押した。

「手術を受けるのはやめようと思います」

数日後、診察室で玲子さんは主治医に伝えた。夫の反対や、ほかの医師の診察を受けたことも話した。主治医は一瞬、驚いた様子だったが、パソコンに向き直ったまま「廊下で待つように」と告げた。

看護師から同意書を渡されたのは、その直後だった。玲子さんは戸惑いな

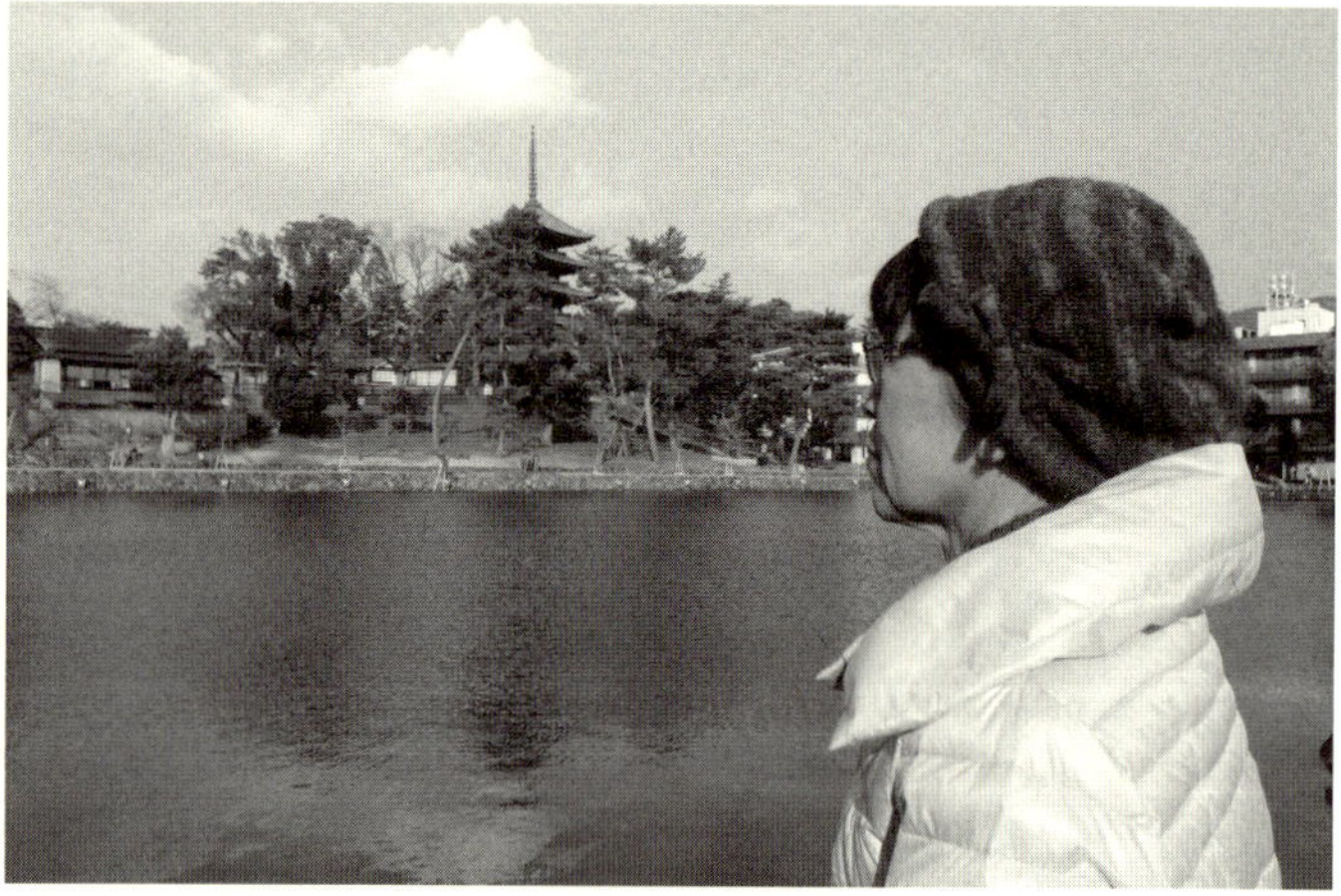

「患者は医師に気持ちを分かってほしいだけなのです」と話す玲子さん＝奈良市内で、三輪晴美撮影

がらもサインに応じるしかなかった。「看護師からは何の説明もなかった。同意書を取られる理由も理解できないまま、気がつけばサインをしていました」

割り切れない思いのまま

医師はなぜ同意書への署名を求めたのか。

病院に取材を申し込むと、主治医は退職していた。

「なぜこんな同意書を取ったのか。当然、患者さんには病院を選び、治療を受ける権利があります」。病院の広報担当者は困惑気味に話す。これまでこうした事例の報告はなかったといい、「主治医は実績のある医師だった。『手術をすれば治癒が見込めるのに、なぜしないのか』と思ったのでは。あるいは別の医師の診断結果を聞かされて腹を立てたのかもしれない。いずれにしても、気の毒なのは患者さんです」と話す。

玲子さんはその後、意見を求めた開業医のもとに通うことにした。ホルモン剤のみの経過観察で、ずっと進行の兆しはない。今年の春、クリニックが閉院したが、次に受診する医療機関はまだ決めかねている。最後の診察で、医師が「心配ない」と言った言葉が玲子さんの支えだ。

告知から3年が過ぎた。病のことは常に頭から離れないが、介護保険認定の審査委員を務めたり、趣味の水彩画や川柳を楽しんだりして過ごしている。「免疫力アップ」のためにと、夫との月一度の一泊旅行も恒例になった。がんに良いと言われている野菜主体の食事を続け、このままずっと進行しないことを祈る思いだ。

手術をしなかった自分の選択に後悔はしたくない。ただ、当時の主治医の対応には今も割り切れない思いを抱えている。「あの時、私の目を見て丁寧に説明してもらえれば、夫の反対を振り切ってでも手術したかもしれません。医師には患者の気持ちを分かってほしい。寄り添ってもらいたいのです」

インフォームドコンセント

患者が納得して治療を受けるため、医師が患者に病状や治療法を十分に説明し、両者の話し合いを経て治療法を決めること。本来は、話し合ったうえでの合意（コンセント）に重きが置かれるが、日本では医師が一方的に治療法を説明するだけ、あるいは説明後、選択は患者に任せる場合が多いのが実情とされる。

セカンドオピニオン

患者が治療を受ける際、主治医以外の医師に意見を求めること。患者は、まず主治医に申し出て、検査結果などの情報を提供してもらう必要がある。日本では2000年代以降、セカンドオピニオン外来を開設する病院が増え、制度として広く知られるようになった。最近では患者の権利として浸透しつつあるが、主治医への遠慮から「言い出しにくい」という患者も依然、多い。

2　心に寄り添ってもらえない

主治医は背中を向けた

「君、やっぱり骨に転移していたよ。僕はこれから打ち合わせで時間がないから、あとのことは**腫瘍内科**医に聞いて」

久野《くの》美穂さん（35）＝埼玉県越谷市＝の主治医は、慌ただしく検査結果を告げると、パソコンに向き直った。

2013年2月、東京都内の大学病院で乳がんの診断を受けた。手術を経た数カ月後、今度は骨への転移の疑いで検査を受け、この日は結果を聞くため病院を訪れていた。

腫瘍内科
薬物療法を中心に内科的にがん治療に取り組む診療科。近年、有効な抗がん剤が数多く開発されたことを受けて、腫瘍内科を置く病院が増えている。

2012年夏、胸のしこりに気づいた。仕事と当時3歳だった長男の育児に追われ、半年後、ようやく乳腺外科で検査を受けたが、すでにリンパ節へ転移しており、病状が進んだ「ステージ3」だった。翌年10月に右乳房を全摘出。半年後には骨転移の疑いで検査を受けた。

患者にとって、再発転移の告知は、がんの初発の告知より、ある意味重い。乳がんは初期で手術すれば治癒の可能性が高いが、いったん他臓器に転移すれば、命の終わりを意識せざるを得ないからだ。

今後、内臓にも転移するのか。その先はどうなるのか。主治医に聞きたいことがたくさんあったが、質問する時間すらなかった。

腫瘍内科医は今後の治療方針を事務的に説明した。「先生の淡々とした口調は、まるでドラマのワンシーンのようで、自分のこととは思えませんでした」。医師はいくつかの抗がん剤を示し、詳しい説明もないまま、どれを使うか選択を迫った。しかし判断できるわけもない。手術前、抗がん剤で腫瘍を小さくする治療も受けていたが、リンパ節転移は減ったものの、乳房の腫瘍には効果がなかった。副作用もつらく、抗がん剤治療はこれ以上、受けたくなかった。

しかしその後、新たな検査で25カ所に転移が分かった。腫瘍内科医は「そのうち臓器にも転移するだろう」とさらりと告げた。「転移の診断以後、心に寄り添うような診察を受けたことは一度もありません」と久野さんは話す。

「君には手を焼いていた」

フェイスブックで病状を明かしたところ、知人から、ある治療で骨や肺に転移したがんが消えたという乳がん患者を紹介された。初めて聞く治療法に不安を感じたが、とにかく女性と同じクリニックを訪ねてみた。すると医師や看護師が親身に話を聞いてくれ、治療を受ける決意が固まった。

その治療は放射線の一種で「先進医療」だが、科学的根拠に基づいた「標準治療」ではない。長期的なデータの蓄積がなく研究段階で、保険が利かず、治療費は300万円と高額だった。しかし友人がフェイスブックで寄付を募ってくれ、3週間で150万円が集まった。残りは親族に借りて治療費を調達した。

2014年7月、その治療を受けた。骨の腫瘍が全て消えることを期待したが、3分の1は残った。その後、自宅近くの大学病院に評判のいい乳腺外科医が赴任したと聞き、9月に転院を決めた。腫瘍内科医に告げると、「ちょうど良かった。正直、君の対応には手を焼いていた」と、ほっとした表情を見せた。

久野さんは、転院先で今までの経緯を説明した。

「信頼関係を結べない医師の治療を受けたくないのは当然。私はあなたを受け入れます」。新しい主治医の言葉が胸にしみた。「この先生なら信用できる」。ようやく、標準治療のレールに戻り、拒《こば》んでいた骨転移の薬物治療も受ける決意をした。

現在、骨に痛みはあるものの、日常生活に支障はない。休職していたCM制作会社に約2年ぶりに復帰し、制限勤務で仕事を再開した。がんが

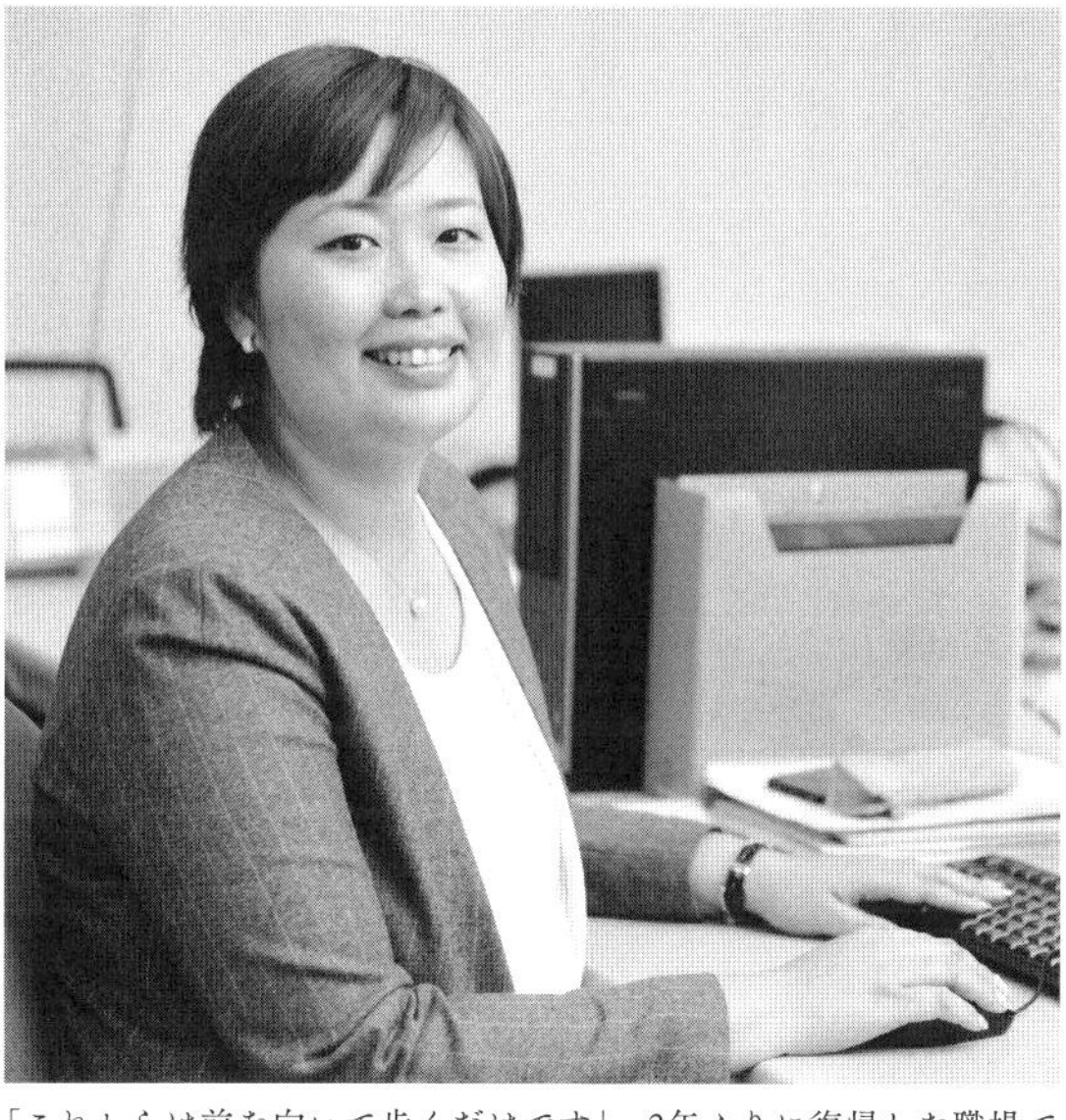

「これからは前を向いて歩くだけです」。2年ぶりに復帰した職場で笑顔を見せる久野美穂さん＝東京都中央区で、内藤絵美撮影

またいつ再発転移するのか不安だが、久野さんは「経験を生かして、がん患者の助けになる社会貢献活動もしたい」と前向きだ。

闘いの日は続く

取材からおよそ1年半が過ぎた。久野さんに再び会いに行った。

見た目は健康そのものだが、「最近、骨転移の痛みに悩まされています」と話す。2015年5月には、転移が原因で大腿骨《だいたいこつ》を骨折した。一時は車椅子の生活になり、医師に「もう歩けないかも」と言われたが、1カ月で歩けるようになった。以来、腫瘍マーカーの値は徐々に上がり、現在、医師からは強い抗がん剤を勧められている。しかし以前のつらい記憶もよみがえり、なかなか決断できずにいるという。

一方、「社会貢献活動」は、意外な経緯で実現していた。同年10月、離婚をしてシングルマザーになった。疲れた体で仕事から帰り、6歳の長男を連れて外食する日々。夜の8時、ファミリーレストランには、自分たちと同じような母子がたくさんいる。一人で子育てをしていると、時に八方塞《ふさ》がりになる。「同じお母さんや子どもたちとつながれないか」。そんな思いから、まずはママ友に声をかけ、10人ほどの母子を集めてカレーをふるまった。皆で食べるご飯はおいしく、何より楽しい。「こんな時間をもっと持てたら」

こうして、がんになって抱いた「人のために役に立ちたい」という思いが、「子ども食堂」の設立につながる。クラウドファウンディングで当面の資金を作り、今は月2回、地元の地区センターで子どもやその母親に食事を提供している。「みなみこしがやこども食堂」。ボランティアの面談をしたり、食材調達のために農家と交渉したりと、日々忙しいが、「この活動に救われています」と久野さんは話す。

「離婚のストレスが大きくて、自暴自棄になった時期もあった。でも、今は余計なことを考える暇はありません」。市役所などとも連携して、この活動をさらに軌道に乗せるために奮闘している。

「病気のこと、仕事のこと、子どもとの暮らしのこと。これからどうなるか不安は大きい。でも、何とか生きていかなければ」

先進医療

研究段階ながら、厚生労働省が保険診療との併用を認めた先端医療。がん治療では「陽子《ようし》線治療」「重粒子《じゅうりゅうし》線治療」などが知られている。治療の選択肢を広げるため、一定の要件を満たした施設で安全性や有効性などを確認したうえで厚労省が承認。先進医療の技術そのものには保険が利かないため、高額になる場合が多い。外科治療、放射線治療、化学療法に続く第4のがん治療として期待がかかる「免疫療法」も、先進医療に指定されているものはまだ一部だ。

3 意思疎通が難しい

再発で距離を感じる

千葉県の乳がん患者会「**アイビー千葉**」が2014年、「再発」をテーマにアンケートを行ったところ、再発した会員から多くの声が寄せられた。

「主治医は患者の苦しみを理解していない」

「それぞれの治療の長所・短所をきちんと説明してほしい」

「患者が聞くまで余命は言わないで」

医師との意思疎通に不満を感じている患者が少なくないことが分かる。

「初期がんで、治療でコントロールできている間はいいが、いったん再発すると医師に距離を置かれると感じる患者は多い」。同会代表で、同県がん対策推進部会委員も

アイビー千葉
http://members.jcom.home.ne.jp/nanohana-t/
047-483-7124

務める齋藤とし子さん（74）は話す。

医師に副作用を訴えても、「みんな我慢している」と言われると、患者は「つらさを受け止めてもらえない」と落ち込む。提案された新しい抗がん剤治療の効果を尋ね、医師から「やってみなければ分からない」と返され、「そんなものを試すのか」と怒りを覚える患者も多いという。齋藤さんは「医療は不確実ですが、がんは特にそうだということを一般の人は理解できていないのが実情です」と話す。

「完治しない」という医師の一言も、患者を深く傷つける。そんな時、齋藤さんが「完治しなくても、うまく共存する可能性だってある」と一声かけるだけで、患者は落ち着くという。「患者に寄り添えるのは、第一にサバイバー（がん経験者）。患者は、ただ話すだけで気持ちが楽になることもあります」。サバイバーが患者の精神的サポートにあたる「ピアサポーター」としても活動する齋藤さんは「大事なのは、まず患者の思いを受け止めたうえで情報を伝えること」と強調する。

医師とのコミュニケーション不足が原因で、「標準治療」から遠ざかる患者は少なくない。同じく「アイビー千葉」の関口淳子さん（52）は、「ネットなどで得た治療の情報を医師にぶつけ、関係が壊れる場合も多い。その結果、患者はどんどん孤立してしまいます」と話す。そこから医療と関わりのない人たちとつながった結果、正しい情報からさらに遠ざかる患者も少なくないという。

医師とのコミュニケーションがうまくいかない場合は、とりあえず患者会や病院内の相談室などで誰かとつながれば、より正しい治療の道にとどまることもできる。また、がんの治療中はさまざまな決断を迫られるが、最善の道を選ぶには、まず自分の考えを整理する必要がある。そのためにも患者会やピアサポート制度を使ってほしいという。

「一人の患者のまわりには、医療者はもちろん、サポートしてくれる人がたくさんいる。そのことを忘れず、ぜひ相談してほしい」と関口さんは話す。

医療現場も疲弊

「患者はあくまでも治療を受ける側。医師に命を握られているという遠慮があります。こんなことを言うと怒られるのではないか、とか、気分を害するのではないかと考える患者は相変わらず多い」と話すのは、**悪性リンパ腫**の患者会「グループ・ネクサス・ジャパン」理事長で、2015年に発足した「一般社団法人全国がん患者団体連合会」

悪性リンパ腫
血液のがんの一種で、白血球の中のリンパ球ががん化したもの。首やわきの下のリンパ節が腫れたり、内臓の一部にしこりや潰瘍ができたりする。

理事長に就任した天野慎介さん(43)だ。天野さんは厚生労働省の各種委員なども務め、長年、がん患者と医療界をつなぐ役割を果たしてきた。

「医療者側も問題に気づいていて、患者とのコミュニケーション技術の訓練などの試みも始めていますが、全体としてはまだまだ改善に至りません」。深刻な問題の一つが、終末期を迎えた際のコミュニケーション不足。治療や予後(病状の見通し)の共有が十分でなければ、患者は治癒や年単位の余命を信じて、強い抗がん剤治療を続けてしまう。患者本人は最後までつらい治療に苦しみ、遺族も「医療に殺された」と思う。結果的に患者やその家族、医師のいずれもが不幸になると言う。その対応策として最近、期待されているのが、患者が医療者や家族とともに今後どのような医療を受けるかを話し合うという「**アドバンスケアプランニング(ACP)**」だ。

「医療現場は想像以上に疲弊している」と天野さんは言う。大病院には患者があふれ、医療の専門・高度化で仕事は増え、医師の負担は増す一方。診察室では、医師は目の前の患者の病のことで頭がいっぱいだ。主治医一人が全てを担うのは無理がある。

例えば、天野さんが委員会などでがん患者の就労について問題提起をしても、「仕事に困っている患者に会ったことがない」と発言する医師もいるという。「患者が言

アドバンスケアプランニング(ACP)
患者の意思決定能力が低下した際の治療を含めたケア全般に関し、事前に話し合いを持つこと。健康状態が安定している時に話し合うことで、「個人の意思」が尊重されると考えられている。

わなければ、医師は問題に気づきません。遠慮せずに伝え続けることが大事」。主治医に思いが伝えられなくても、病院には患者のサポート体制がある。ただ患者にはその情報が十分に伝わっていない。

「2006年に**がん対策基本法**ができて、さまざまな取り組みが始まりましたが、患者にはまだまだ支援サービスが届いていません」と天野さんは指摘する。例えば、「がん診療連携拠点病院」には「相談支援センター」の設置が義務づけられているが、その存在は患者に十分知られていないと言う。医師は医療的な情報しか伝える余裕がないし、看護師も常に多忙だ。

「それらを個々の医療者に負わせるのではなく、伝える仕組み作りが必要。さまざまなサポート体制を、紙1枚にまとめて患者に渡すだけでも事態は変わるのではないでしょうか」

患者も医師も、病を癒やしたいという思いは同じはずだ。「医師らがぎりぎりの状態だということを、患者にも知ってもらったほうがいい。患者も医療者も、お互いに本音で話さなければならない時期がきていると思います」

がん対策基本法
地域によってがんの治療水準に格差が生じるといった問題を解消するため、2006年成立、2007年に施行。専門的知識を有する医療従事者の育成、医療機関の整備、療養生活の質の維持向上などが盛り込まれている。

がん患者のサポート

全国に約400ある国指定のがん診療連携拠点病院（がん拠点病院）には「がん相談支援センター」が設置されている。誰もが利用可能で、ソーシャルワーカーや臨床心理士、看護師などが、がんに関するあらゆる相談に応じる。また、拠点病院の多くが開設する「がん患者サロン」や民間で組織される「患者会」は、患者同士の交流会や勉強会などを開催し、がん患者へのさまざまな支援を行っている。

ピアサポート

「ピア」は仲間という意味。がんの場合、主にがん患者やその家族（経験者含む）が、同じく患者やその家族の悩みや思いを聞き、共に解決の糸口を探る。2012年、日本対がん協会が厚生労働省の委託事業として研修プログラムを作り、各地で養成講座が開かれ、ピアサポーターが誕生した。すでに制度を取り入れている病院もあるが、本格的普及はまだこれからだ。

4 患者も自ら行動する

質問はメモで用意

書店の医療コーナーには、医師や従来の医療を批判する本が平積みになっている。このうち、がん医療では、抗がん剤治療に否定的な本もよく売れている。

医師と患者とのよりよい関係を求めて情報発信する神戸市在住の勤務医、村田幸生医師(55)は、医療不信本の人気を懸念する一人だ。著書の『「医療否定」は患者にとって幸せか』(祥伝社新書)などで患者と医師の意思疎通について問題提起をしてきた。義父の大腸がん治療と死別も経験し、患者家族の立場も踏まえて「医者と患者はうまくいっているとは言い難い」と率直に語る。

村田医師の義父は、抗がん剤治療で画像上がんがいったん消えたが、再発して亡くなった。医師の立場からすると「2年ほど寿命が延び、抗がん剤はよく効いた」と評価できる。しかし、家族の思いは「抗がん剤治療に手放しで感謝はしていない」と対極にあった。

「家族は最後に再発してがんが大きくなり、患者が苦しんだ記憶しか残らない。『抗がん剤治療をしたのに、やっぱり効かなかったのね』と」。その一方、医師が効果が低いと判断して「抗がん剤の投与はやめましょう」と言っても、患者側は「なぜあきらめるのか」と思う。

また、患者が、今のがん治療を批判する本を信じて「無治療」を希望した場合、「別の病院に行ってくれ」と怒り出す医師がいることについて触れ、「どちらの気持ちも分かる」と言う。「どんな治療をしても家族や本人が喜べなければ意味がない」。村田さんは医師としてのもどかしさを語った。

医師も「ずれ」を実感

東京都医師会が都内の医師1927人から回答を得た調査（2011年）によると、

医師と患者とのコミュニケーションギャップ（食い違い）について、「いつも感じている」（7・7％）▽「時々感じている」（42・9％）▽「たまに感じている」（44・3％）――と何らかのずれを感じている人が多かった。

医師のコミュニケーションと患者の治療効果について「とても影響がある」（61・0％）、「影響がある」（37・2％）と重要性を認識しているものの、コミュニケーションギャップが生じた時の医師の問題は「忙しすぎて、患者さんの気持ちに気配りをする余裕がない」が53・6％で半数を超えた。

一方、「患者側の問題」では、「自分の考えをうまく表現できない」（59・

医師と患者のコミュニケーションギャップ

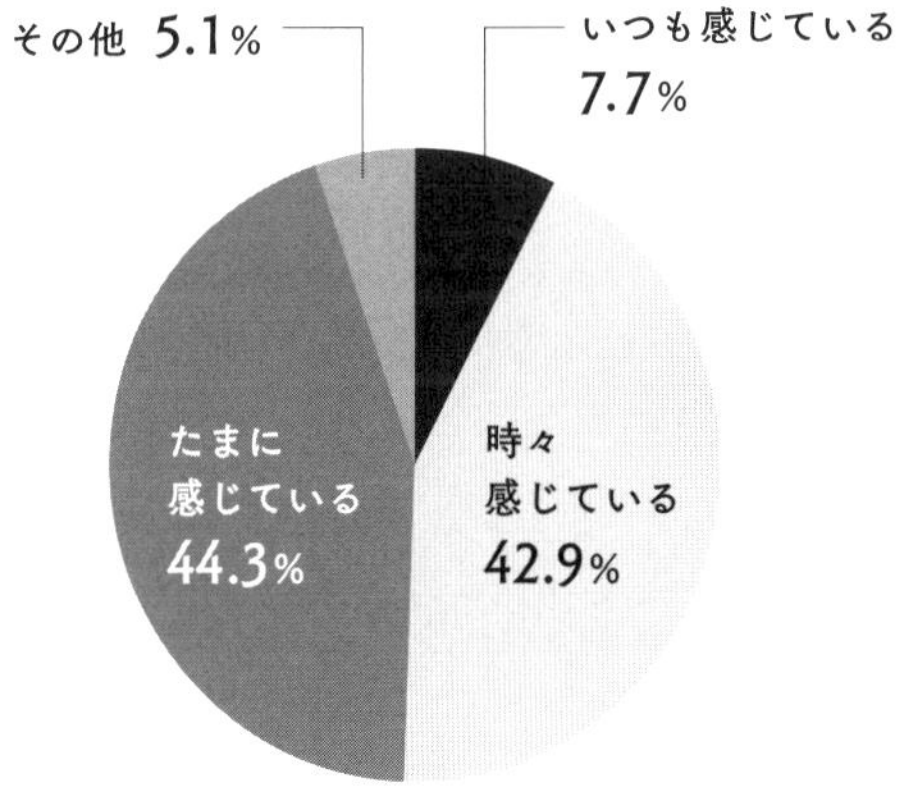

4%）という回答が最も多かった。

こうしたコミュニケーションギャップについて、宮崎善仁会病院（宮崎市）の消化器内科、押川勝太郎医師（51）は「患者さんの疑問や要望をくみ取る時間がないのが実情でしょう」と語る。そのうえで、「コミュニケーションについて病院はサポートしてくれない。患者さんもそれが治療に響くと意識していない。治療は一方的に医療側から受けるものだと思っていると、どうしても不満がたまります。一緒に考えるというスタイルが当たり前だと思ってほしい」と患者側からの行動を促す。

押川医師はがん患者の勉強会やサロンに毎月参加し、講義をしたり、患者からの疑問に答えたりしている。そこで聞く治療や主治医への不満の多くが、ボタンの掛け違いのような内容で、患者のちょっとした工夫で解決できるものだと言う。

「例えば自覚症状や気に懸《か》かっていることは、話してもらわなければ分かりません。『医師にそんなことを言っていいの？』と遠慮する必要もない」

押川医師は限られた診察時間に要点を効率的に伝えるため、メモの持参を勧める。直接話しにくければ、手紙を渡してもらうのもよいと言う。「がんは人によって、生活によって適切な治療法が変わる。だからコミュニケーションは大事なんです」

国立がん研究センターがん対策情報センターの若尾文彦センター長も「医師へのお任せでもなく、自分だけで決めるのでもなく、しっかりとコミュニケーションを取って一緒に考えることで納得して治療を受けられる。医師に聞きにくい場合は、がん診療連携拠点病院のがん相談支援センターに相談するのもよいでしょう」と背中を押す。情報センターが運営する「がん情報サービス」のホームページ（http://ganjoho.jp）では「何を質問したらよいか分からない」との声に応え、多くある質問項目を載せた冊子「重要な面談にのぞまれる患者さんとご家族へ」などのヒントも載せている。

◇がん相談支援センターを探す
http://hospdb.ganjoho.jp/kyotendb.nsf/xpConsultantSearchTop.xsp
◇医療者との対話のヒント
http://ganjoho.jp/public/support/moshimogan/moshimogan02.html
◇冊子「重要な面談にのぞまれる患者さんとご家族へ」
http://ganjoho.jp/public/support/communication/question_prompt_sheet.html

情報を見極めて

インターネット上のがん情報に不確かなものがどれだけあるかを調べた研究がある。肺がんの治療内容に関して検索サイトで調べると、どういったページが示されるか2007年にまとめたものだ。結果は、上位50サイトのうち、信頼できない情報や研究段階の治療を勧めるなど内容に問題のあるものが半分以上あった。

この研究は国立がん研究センター中央病院(東京都中央区)の呼吸器内科、後藤悌医師(38)が実施した。貧血など他の病気で同じように調べると、科学的根拠に基づいた「標準治療」以外の情報が出てくることは少なかったことから、がん治療を巡る情報が特に氾濫していることがうかがえる。後藤医師は「今も現状は大きく変わっていません」と言う。

同じ調査で、海外との比較も試みると、科学的に証明されている最も有効な治療の情報は、米国の大手検索サイトで8割ほどあるのに対し、日本語版では3割ほどにとどまった。また、米国に比べて情報の発信元として個人や営利団体、医療施設が多かった点も特徴として表れた。

検索サイトは情報の正しさを保証しない。科学的根拠のない健康食品などの**代替療法**の広告なのに、体験談が並び一見広告には見えないもの▽「体にやさしい」など耳に心地よい治療法をうたうもの▽標準治療に疑問を投げかけたうえで「真実は」――などの言葉が並ぶブログもある。

何をもって情報の信頼性を判断すればよいか。後藤医師はインターネットサイトを見るとき最低限確認すべきこととして、誰が書いたか▽情報源（参考文献など）▽いつの情報か（最終更新日）▽誰が運営しているか（サイトの所有者、出資者）――を挙げる。

最近は、ソーシャル・ネットワーキング・サービス（ＳＮＳ）やブログで体験を基にしたアドバイスも多い。実際の経験に基づく場合は信頼性が高いようにも思えるが、日本医科大学武蔵小杉病院（神奈川県川崎市）の腫瘍内科教授、勝俣範之医師（53）は「その人が、その治療を行ったから本当に良くなったのかどうかは分からない。他の治療と併用していた可能性もあるし、再現性があるかどうかも分からない。ネットの情報なら効果の信ぴょう性も怪しい。医療情報の中で、他人の経験談は最も信用が置けません」と指摘する。

代替療法
がんの3大療法といわれる手術、化学療法、放射線療法以外の治療法を指す。統計学的な有効性を示すデータを持たないものも多く、免疫療法など、保険適用外の新治療法も含まれる。

医師の意見であっても「がん患者の弱みにつけ込んで商売する悪徳クリニックが多いので注意すべきだ」と言い、例を挙げた。

ある腎臓がんの患者は抗がん剤の副作用を避けるため自称「最先端治療」を試みたが、その間にもがんは悪化。骨に転移してつえがないと歩けない状態になっていた——。またある卵巣がん腹膜転移の患者は、マスコミやネットで話題の「免疫療法」をやりたいと言い、外来に来なくなった。効果はなく、約300万円を使ったが、最後は救急車で運ばれて亡くなった——。

そんな経緯をたどった患者を診た勝俣医師は「何百万円もするが、効果の証拠がない治療法が野放しになっている。**自由診療**と称して何の規制もなく臨床試験もなくできるのは先進国で日本だけ」と憤る。

後藤医師も「病気と向き合って今後の方針を決める時など、患者さんが知りたくないであろうことを言わなければならないこともある。患者さんはよく『希望を失いたくない』と言うが、うそを言うことはできないし、伝え方の正解はないし、非常に難しい」と悩む。一方で「無責任な『大丈夫』『(治療開始後、病気が悪化していても)効果が出るまでには時間がかかる』などの言葉で希望を持たせる医療機関がある」と、もどかしい心情を語り、心地よい話には用心すべきだとする。

自由診療
保険が適用されない診療を指す。例えば厚生労働省が承認していない抗がん剤を使用すると自由診療となり、全額自己負担となる。

5 医師とともに生きる

特別な治療法はない

「ともに生きる。これが医師と患者のあり方だと思います」

こう話すのは、三井記念病院（東京都千代田区）の高本眞一《たかもと》院長（69）だ。東京大学医学部心臓外科の教授だった2008年、妻を乳がんで失った。病状の初期段階で告知され、手術と放射線治療を受けた5年後、再発。さらに2年後、臓器に転移が見つかった。

その後、抗がん剤治療を始めた。最初に投与した薬はよく効いたが、2番目の薬はあまり効かなかった。副作用も強く、そばで見ていてつらかった。

告知後、妻が受けた「乳房温存術」は、乳房を部分的に切除する方法だ。当時の主流で、妻も望んだ手術法だったが、今も少し後悔が残っている。「あの時、全摘出していれば再発しなかったのでは」。医師といえども、患者の家族としての思いは同じだ。

医療界の中枢にいれば、最高の治療を受けられそうにも思えるが、高本さんは笑って否定する。「特別な治療など存在しない。日本は皆保険ですから、症状が保険対象の治療に適応すれば誰でも同じ治療が受けられます」。さらに「専門外のことはもちろんだが、医師の知識など限られたもの。生命のメカニズムをはじめ、まだまだ分からないことだらけで、がんについても解明には程遠い」と話す。

高本さんは、患者も医療が不確実であることを知っておく必要があると言う。「医者は神ではない。治療が全てうまくいくわけではなく、患者さんごとに効果

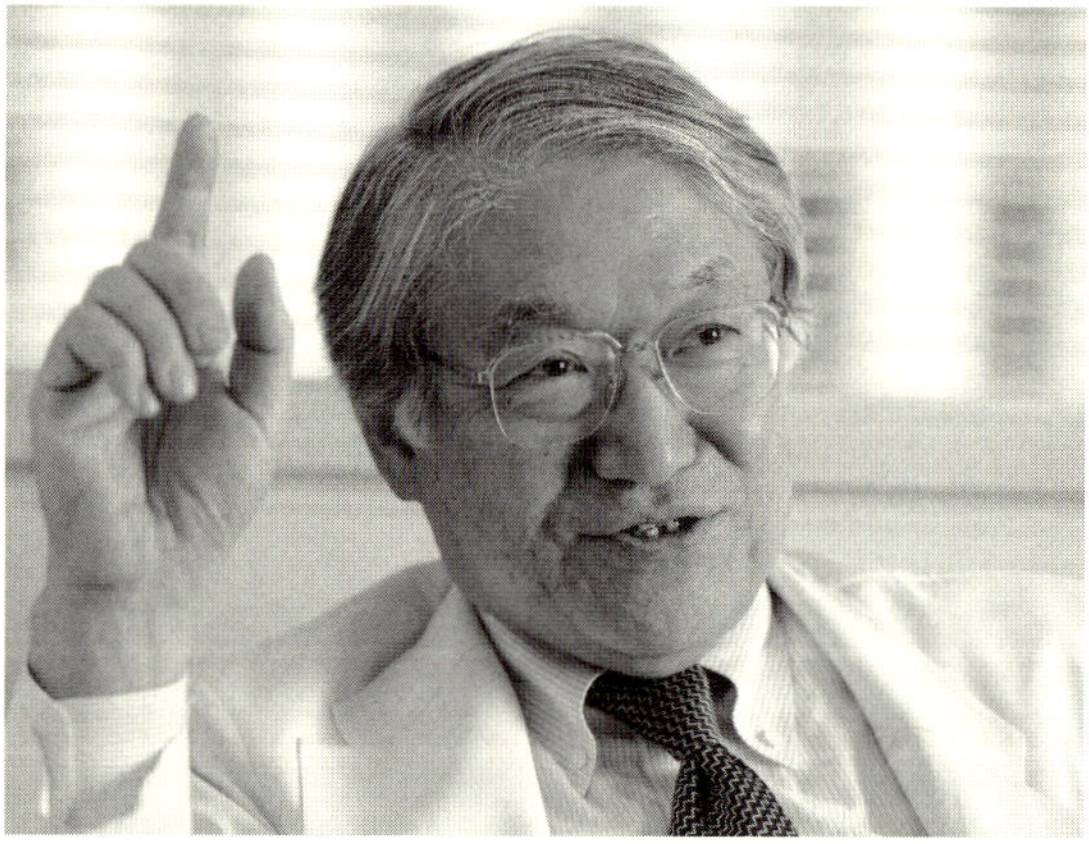

「患者も医療者とともにチーム医療の一員という意識を持って」と話す髙本眞一さん＝東京都千代田区で、竹内紀臣撮影

も違います。期待通りの治療効果が得られなかった場合、その先どうなるかは医師にも分からない」

新たに治療法を選択する際は、患者の情報を十分に把握する必要がある。単に検査のデータだけでなく、患者とのコミュニケーションから得られる情報は欠かせない。

患者もチーム医療の一員

近年、幅広い職種でチームを作り治療にあたる「チーム医療」が広がり始めているが、髙本さんは「チーム医療には患者も含まれると思う。そのためには患者さんが何でも言えるような環境を作らなければなりません」と言う。一方、患者も「自分の命は自分で守る」という意識を持ち、医療者とうまくチームを組もうと心がけることが大切だ。治療は医師に任せきりなのに、うまくいかないと「医者のせいだ」と批判する患者もいるが、髙本さんは「それは少し違うのではないか」と指摘する。「必要なのは両者の意識改革です」

かつて、医師が意のままに治療をする時代があった。「昔は医師というだけで社会的地位があり、自分の思うように治療ができた。でも、今はそんな時代ではない」

がんをはじめ、世の中には医師が克服できない病がたくさんある。「病院スタッフには常々、偉そうにしてはいけない、患者さんとともに生きる、それしか我々の生きる道はない、と言っています」

良い医療を提供するにはそれなりにお金がかかるし、病院経営も大変だ。「勤務医は激務で、労働時間も長い。ともに生きるというからには、医師も疲弊する一方ではいけません」。病が完治すれば、それは医師にとっても大きな喜びだ。しかしがんは、治せない場合も多く、進行がん患者を診る腫瘍内科医や、**終末期医療**に関わる医師の精神的負担は大きい。一方、患者やその家族にとって、最期の過ごし方が重要であることは言うまでもない。

高本さんの妻は、在宅医療の専門医に寄り添われつつ、最後の1カ月半を自宅で過ごした。

「妻のそれまでの人生が全て集約されたような濃密な時間を、私もともに過ごすことができた。だから、亡くなった時は寂しかったけど、悲しくはありませんでした」

妻のみとりを経験して、高本さんは医師と患者のあり方を改めて考えさせられたと言う。「医師も患者も、一人の人間同士。互いの立場を思いやり、時に許し合う気持

終末期医療
治癒が見込めず死期が迫っている終末期にある患者を対象に行われる。延命を目的にするのではなく、患者の心身の苦痛を和らげ、穏やかに過ごせることを目指す。

ちも必要です。そうすれば、医師と患者は最高のチームになり得るはずです」

チーム医療

主治医の他に複数の医療者が連携し、一人の患者の治療やケアに当たる。特にがん治療では必要とされ、外科、内科、放射線治療科、腫瘍内科、精神腫瘍科、緩和ケア科などの各医師に、看護師、薬剤師、管理栄養士、ソーシャルワーカー、リハビリ専門職などが加わり、各専門の垣根を取り払って患者を総合的にサポートする。

6　現役医師、心の葛藤

「同意書」に異論

初期の乳がんを告知され、公立病院の主治医に「手術を選択しない」ことを告げたところ、医師から一方的に治療拒否同意書を渡されたという玲子さん（48ページ）に対し、たくさんの意見や感想が寄せられた。

中には現役医師からの意見もあり、近森病院（高知市）の臨床工学部部長、近森正昭さん（64）からはメールが届いた。「インフォームドコンセントのあり方を考えるべきでは」とあった。近森さんを訪ねた。

近森病院は救命救急センターにも指定され、長年、地域医療の中核を担い、全国から医療関係者が視察に訪れるという。

近森さんは、記事の同意書について「医師の『私は診ません』という宣言書でしかなく、単なるわがままです。やってはいけないこと」と断じる。その一方で、「医者は『感情労働』です。常に患者の生死に直面していて、感情を使い果たしてしまう」と、医師という仕事の難しさを指摘する。感情労働とは、頭や体だけでなく、感情が労働の多くを担う仕事のことで、医療者はその代表と言う。

例えば抗がん剤を専門に扱う「腫瘍内科医」。患者の多くはステージ4で、抗がん剤治療が目指すところは多くが「延命」となる。「人の命を救いたい」と志を持って医師になっても、病を治せないという現実に打ちひしがれることは想像に難くない。米国では、「腫瘍内科医の約45%がバーンアウト（燃え尽きる）」というアンケート結果もある。

近森さんは、患者への説明について「**医療コンシェルジュ**や**ソーシャルワーカー**が担当したほうが合理的で患者も質問しやすい。ただ、やはり診断した医師が説明すべきだとの考えも根強く、それなら医師の仕事量を減らす必要があります」と話す。

公立病院では職種間の「壁」が高く、チームで仕事をする環境が整いにくいため、医師の時間外労働が多くなりがちだ。「ただ『頑張れ』、では医師が疲弊するだけ」。

医療コンシェルジュ
院内の案内をはじめ、入退院の手続き、医療相談など、患者が安心して治療を受けられるようサービスを行うスタッフ。最近は民間資格としても注目されている。

ソーシャルワーカー
病院をはじめとする保健医療機関では「医療ソーシャルワーカー」と呼ばれ、療養中の心理的サポートや退院後の就労など、さまざまな患者の悩みに対し社会福祉の立場からアドバイスをしていく。

私立の近森病院では、従来は医師がこなしていた業務の一部を臨床検査技師ら他の専門家に分担するなどして、医師の負担を減らしている。

さらに、仮に医療がサービス産業だとした場合、多くの医師にとってサービスの対価は「報酬」よりも「喜び」だと話す。病を治すことが一番の喜びだが、がんの場合は不治のケースも多い。それでも患者が治療に納得しながら最期を迎えれば、喜びにもつながるとする。そのために医師は適切な治療を施し、患者側も医療の限界を知る必要がある。

ところが、本来なら穏やかな最期を迎えられるはずなのに、現時点の最善の治療法とされる「標準治療」に納得せず、民間療法のクリニックなどを受診し、結果として悪化して最後に担ぎ込まれる患者も多いと言う。

「助け合うという精神がなければ、医師も患者もお互いが不幸になります」と近森さんは言葉に力を込めた。

病院を変える選択も

玲子さんの事例を、現場の医師たちは、どう見たのだろうか。

在宅医として兵庫県尼崎市でクリニックを営み、医療問題についての著書も多い長尾和宏さん（58）は「訴訟を起こされる恐怖感もあり、医師が保身を考えるのは自然なこと。ただし、この場合は稚拙なやり方だと感じる」と話す。

医療の高度化や人員不足で現場が疲弊し、医師個人が心身共に追い込まれる場合が多いことも事実だと言う。「医者を選ぶのは患者の自己責任でもある。意思の疎通ができなければ病院を変えることを考えるべきです」

医師や病院を変えるには、治療の経過や検査データなどを記した紹介状を書いてもらう必要がある。とはいえ、もともと関係が良くない医師に転院を申し出ること自体が難しい。まずは病院の「がん相談支援センター」などで相談してみるのも手だろう。

兵庫県内でクリニックを営み、日々がん患者の治療にあたる乳腺外科医（58）は「同意書はやり過ぎにしても、この医師の気持ちは分からなくはない」と話す。「がんの放置」を勧める本などを読み、医療を頭から疑ってかかる患者も少なくないのだ。「患者が病を悪化させるのを、ただ見ているのは医者としてつらい。適切な治療を拒否して、助かるはずの命が助からなかった患者さんもいる。そうなると、こちらの心も折れてしまいます」

心療内科医で日本医科大学特任教授の海原《うみはら》純子さんは「同意書自体は医療現場でなくてはならないもの」と説明する。手術や検査の前などに医療者側の意図を明示して、患者自身に自覚を促し、理解を求めることが第一の目的だ。

そのためには文書による説明が不可欠で、同意書は、その説明に同意したことを示すものと言える。そもそも記事の玲子さんは「治療に関する十分な説明も受けていない」と感じていた。

「患者から命を委ねられ、受け止める医師側は当然、さまざまなストレスにさらされる。そこで自らの心をいかに平静に保つか。医師には人間としての成熟が求められます」

「信頼」が満足に

海原さんは「がん患者の治療選択に対する満足度」について調査し、同大学付属病院がん診療センター部長の久保田馨さんらと2013年、オーストラリアで開かれた「世界肺がん学会」で発表した。それによると、選んだ治療に満足するための第一の要因が「医師への信頼感」だった。

一方、米国の場合は「医師と患者が共同で治療法を決めること」が第一というデータが多いという。医師への信頼感が治療の満足度につながるという結果には、日本人特有の気質が見て取れると海原さんは指摘する。「いずれにしても、患者の話を聞き、受け止める姿勢があることが、医師への信頼感につながるのではないでしょうか」

誠実さは伝わる

「患者は、がんを告知されたその瞬間から暗闇へ放り出された気分になります。私自身は尊敬できる医師に出会えて幸せでした」。玲子さんの記事を読み、東京都葛飾区在住の和美さん(57)＝仮名＝が手紙をくれた。２００８年に乳がんの手術を受け、そのわずか3カ月後に大腸がんの一種、S字結腸がんが見つかったという。和美さんに会いに行った。

和美さんは胸のしこりを自分で見つけ、乳がんであることを確信した。病院探しに1カ月ほど費やし、都心の有名病院を受診することも考えたが、結局かかりつけ医の「地域で信用のある医師がいる。もし合わなければ戻っておいで」という言葉に押され、地元の大学病院に行った。

『『とっつきにくい先生だな』というのが主治医の第一印象でした」。乳がんステージ2の診断で治療の説明を受けた際、和美さんがただうなずいていると、「理解できていませんね」と一言。「こちらの説明が頭にすっと入る程度の知識はあったほうがいい。あなた自身のことですから」と言われ、和美さんは本を何冊も読んで勉強した。寡黙《かもく》だが、主治医の誠実さは初めから伝わったという。

乳がんの手術後は、再発予防の抗がん剤治療を受けた。2カ月ほど過ぎたある日、突然、下血する。「抗がん剤の副作用では」と思ったが、さらに下血が続き、主治医に報告。結果、今度はS字結腸がんが見つかった。数年前から貧血があり、乳がんの手術前に婦人科の検診を受けるよう指導されたが、医療者も腸のがんは想定していなかった。

今度はステージ3という進行した状況で、死が目の前に迫った。手術をしたのは乳がんと同じ主治医。術後、今後についての不安を訴える和美さんに、主治医は「何か問題が起きた時に考えればいい」と言いながらも当面のアドバイスをくれた。「今まで変わらない生活」「明日からでも仕事に行くこと」「夫の帰りを待つ生活をしない」「がんのことばかり考えない」。後に、夫（62）にも同じことを伝えていたことを知った。同時期に二つのがんが見つかった和美さんに、うつが発症することを心配したうえでのことだった。

S字結腸がんの手術後は1年、抗がん剤治療を受けた。副作用がつらく、主治医に訴えると「ではやめますか」と返ってくる。「やめるのもあなた次第。でも、やることを選択した以上はしっかりやりましょう」と言われ、何とか続けることができた。

和美さんは「うまく誘導されました」と笑う。

　和美さんは病が分かる前から人工透析のクリニックでパートとして働いていた。「医師や看護師の助手として働く中で、自然と『患者力』が身についていたのかもしれません」。主治医は当初から、「治療に関しては患者も責任がある」というスタンスだった。その厳しい指導のおかげで今があると思っている。

　進行していたS字結腸がんは、その後転移や再発もなく治療を終えた。乳がんに関しても、今は近所のクリニックで定期検査を受ける。「とりあえず主治医からは卒業しましたが、また何かあれば必ず戻ります」と笑顔を見せる。

第3章

患者力をつける

1　告知をどう乗り越えるか

病状は淡々と、かつ克明に

待合室には「自由につぶやく」という表題のA4判のノートが置かれていた。湘南記念病院（神奈川県鎌倉市）の「かまくら乳がんセンター」。患者が病気で押しつぶされそうな気持ちを思い思いにつづっている。

「手術後、9年がたちました。息子二人のシングルマザーで、あきらめるわけにはいかない。でも術後の抗がん剤で髪が抜け、先が見えずに絶望……。そんな時、私の思いを理解してくれた先生の言葉に大泣きしました。毎年、あと1年、あと1年、と生きています。先生にめぐりあえて良かった」

同センター長で、乳腺外科医の土井卓子医師は「告知の時は『あなたのがんはこうこうで』と淡々と説明します」と話す。同センター独自の手帳に病理検査の結果などを克明に記し、図も示しながら「こうやって治していきましょう」と説明する。中途半端に伝えると、患者はかえってつらい思いをするという。

患者が激しく動揺した場合は看護師が診察室の外に連れ出す。「医師が全てをフォローしようとすると無理が出る。医療スタッフからボランティアのサポーターまで得意分野で力を発揮して、患者のケアにあたります」

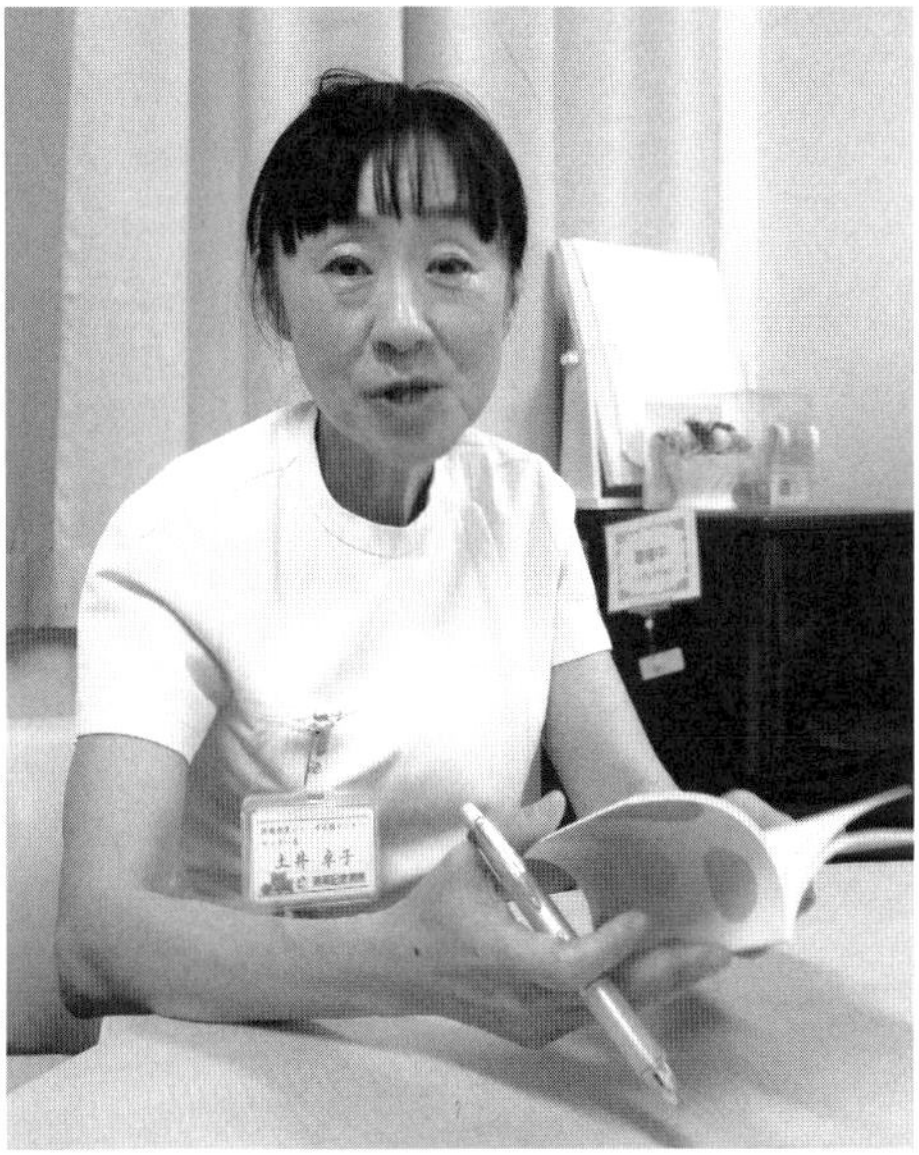

湘南記念病院のかまくら乳がんセンター独自の「ピンクリボン手帳」を手にする土井卓子医師＝神奈川県鎌倉市で、三輪晴美撮影

病気をきちんと理解する

乳がんは、がんの中でも治りやすい一方、十数年たっても再発することがあり、長く付き合わなければならない。土井さん自らが母や叔母を乳がんで亡くしたことで、医師が何を求められているかを痛感し、患者や家族への対応や心構えが変わったという。

同センターでは定期的にカウンセリングや術後の体のケアなどを行う。また手術を受けた患者を中心に、年2回、土井さんの引率で温泉旅行に行く。旅館を借り切り、勉強会の後、術後のありのままの姿で皆で温泉に入る。参加者は必ずと言っていいほど生きる力を蓄えて帰るという。

土井さんは「『がん患者は悲劇のヒロイン』というイメージをマスコミが作りすぎている。私は『かわいそう』という言葉は使いません。もちろん大変だけれど誰でもなる病気。普通のことととらえないと生きていけない」と話す。

さらに、再発転移の告知も、患者が「理解していないな」と思うと、「次回は1時間取りますから、ゆっくり話しましょう」と伝えて帰ってもらう。きちんと理解すれば患者は必ずパニックから回復する。「中には『治らないなら治療はやめる』と言う患者さんもいるが、それは違うと思う。ただ延命するのではなく、つらいことが起こらないよう、治療することで快適な時間を長く作りましょうと、とことん説得します」

患者の悩みは心の不安

がんの告知は医師にとっても重い仕事だ。国立がん研究センターの精神腫瘍医で、がん患者の心のケアについて研究する内富庸介医師は「1990年代前半は告知率が2〜3割でした。2007年にがん対策基本法が施行されて以降、一気に増え、中小の病院はまだ6〜7割ですが大病院はほぼ100%の状況」と話す。告知率が上がった背景はさまざまだが、患者が病を知らなければ、望ましい治療ができなかったり、家族との間に亀裂が入ったりする可能性もある。

「がんに対する構え方も以前とは変わりました。5年生存率が6割になり、必ずしも悲観する必要はない。とはいえ腫瘍を取り除いても再発の恐怖があり、一度診断されると心への負担が大きいのです」。がんと診断されて1年以内の自殺率が、一般人と比べて約24倍とするデータ(2014年、同センターによる)もある。

告知で受けるストレスに加え、「治療で苦しむ」「仕事が続けられない」「家族に迷惑をかける」など将来を悲観して自殺する人も多いという。「いかに希望を持ってもらいつつ告知するか。膵臓《すいぞう》や肺などの難治とされるがん患者や再発患者への告知、また治療の中止などの悪い知らせを医師がどう伝えるかが問題です」。がん治療に関わる医療者を対象にセミナーも開かれているが、参加者がなかなか増えないのが現状だという。

「サバイバー（がん経験者）の悩みの半分以上が心の不安です。今後、サポート体制をどのように充実させるか」。２０１５年、国会で「公認心理師法」が成立した。心理職が国家資格となることで、がん患者の心のケアの担い手としても期待される。内富さんは強調する。「主治医でも家族でもなく、また批判や審判という立ち位置ではなく、ただ患者の話に耳を傾ける。そんなケアが必要とされます」

がん患者の統計

国立がん研究センターがまとめた「最新がん統計」によると、生涯でがんに罹患《りかん》する確率は、男性63％、女性47％（２０１２年のデータに基づく）。２０１４年にがんで死亡した人は36万8103例。部位は、多い順に男性は肺、胃、大腸、肝臓、膵臓、女性は大腸、肺、胃、膵臓、乳房。2012年に新たに診断されたがんは86万5238例。部位は、多い順に男性は胃、大腸、肺、前立腺、肝臓、女性は乳房、大腸、胃、肺、子宮。

良かったことを見つける

「がんになって、悪かったことと良かったことを書いてください」
夏のある日、聖路加国際病院（東京都中央区）精神腫瘍科の診察室。精神腫瘍科は、まだ一部の病院しか開設していないが、がん患者やその家族の心のケアを行う。同科部長の保坂隆医師が乳がん患者7人に語りかけると、女性たちはそれぞれ手元の紙に書き込んだ。

2011年から同病院で試みられている「グループ療法」と呼ぶ精神的ケアの一環で、3日間のプログラムの最終日を迎えていた。グループ療法によって、患者のQOL（生活の質）が高まるとされる。知り合った患者同士が、その後も交流し、互

QOL
「Quality Of Life」の略。延命治療のみに偏らず、患者一人一人の人間性や主体性を尊重しようという考え方。

いに支え合う存在にもなる。

まず悪かったことを発表し合った。

「収入がなくなった」

「平穏な生活を失った」

「子どもを持つ可能性がなくなった」――。

次に良かったこと。

「休みが取れた」

「家族や友人のありがたみを知った」

「人生に終わりがあるという自覚を持った」――。

会は温かな雰囲気の中で進んだ。

がんをはじめ、どんな病気や事故に見舞われても、人には「良かったことを見つけよう」とする本能があるという。良かったことと悪かったことの両方を文字にして自覚することで、その本能がより強く働く。時間がたつにつれ、良かったことが悪かったことを上回るようになり、健全な心を取り戻すことができるのだ。

がん＝死ではない

保坂さんは「『がん＝死』ではありません。まずは、そのことを心にとどめてください」と強調する。がんに対しては「告知」という言葉が使われるが、「それはがんのイメージが死と強く結びついているからです」。

日本人の二人に一人以上が、一生のうち一度はがんにかかるとされる。そのうち、がんが直接の死因で死亡するのは6割で、残り4割は別の原因だ。「がんは糖尿病や高血圧と同じく**慢性疾患**と考えるべきです」。がん

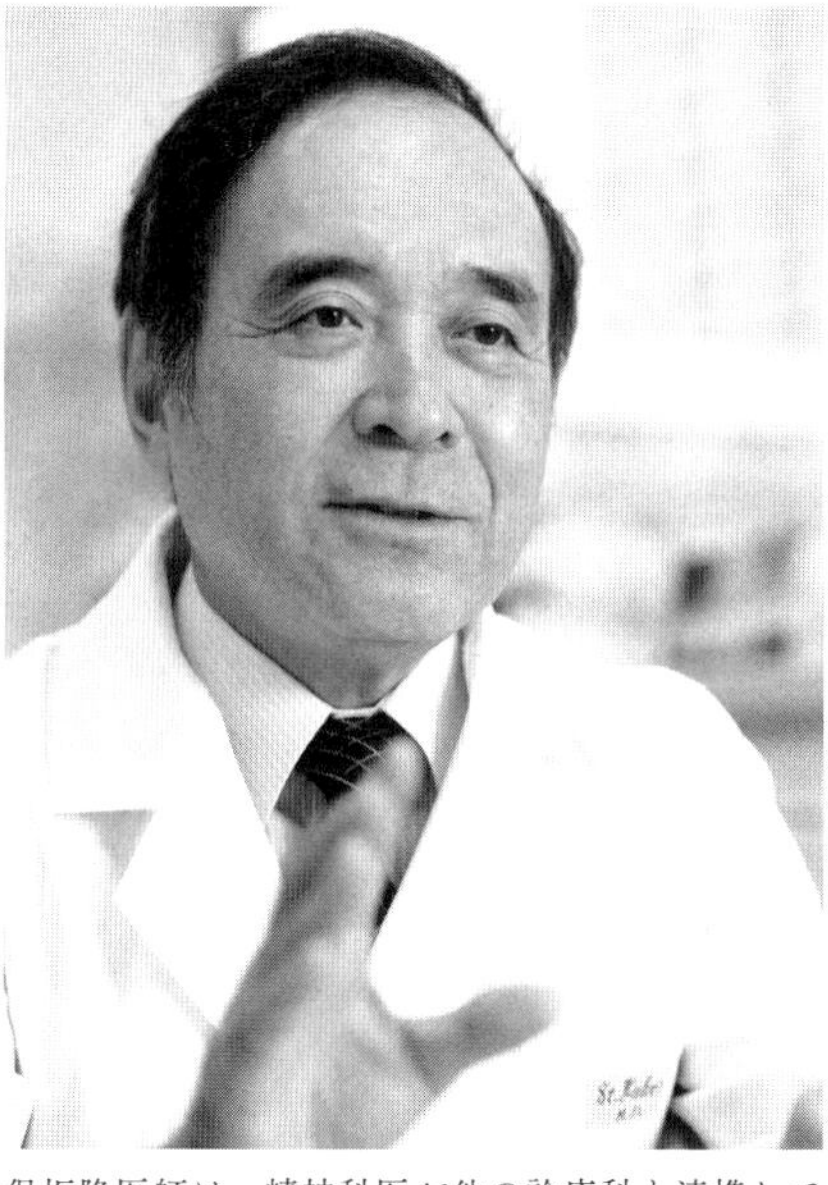

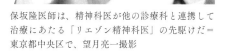

保坂隆医師は、精神科医が他の診療科と連携して治療にあたる「リエゾン精神科医」の先駆けだ＝東京都中央区で、望月亮一撮影

慢性疾患
糖尿病、高血圧、脂質異常症など治療が長期間にわたる病気の総称。比較的中高年に多い。

の治療法は確実に進歩し、近年、病の進行やつらい症状をより長くコントロールできるようになってきた。

「がんは生活習慣病」という考えも、しばしば患者を苦しめる。「過去の行いが悪かったために病気になった」と、自分を責めてしまうからだ。「ストレス、遺伝、体質……がんは『**多因子性疾患**』で、生活習慣病ではない」と保坂さん。

「そもそも、脳は臓器の一つです」。脳は、過去に向かっては後悔のネタを探し続け、未来については心配や不安の種を探すものだという。しかし脳は決して「自分自身」ではない。「後悔にさいなまれたり、不安に駆られたりしたら、『脳がまたやってるな。困ったもんだ』と思ってください」と話す。

「がんと診断された患者の3人に1人は、**適応障害**（軽いうつ）やうつ病を発症する。うつになれば免疫機能が低下して、がんの経過にも悪い影響を与えます。だからきちんと治さなければならない」と保坂さんは説明する。乳がんのホルモン療法によってもうつを発症する場合があるが、医師が知らないことも多いという。

どのような症状があれば注意が必要なのか。「がんと分かり、一度や二度泣くのは普通のこと。でも、そんな状態がずっと続いたり、食欲がなくてやせてしまったりし

多因子性疾患
環境要因と遺伝的要因が相互に作用することで発症。がん以外に高血圧、糖尿病、リウマチなどが挙げられる。

適応障害
ある特定の状況や出来事が大きなストレスになり、過剰な心配や不安に駆られるなどの症状が現れる。ストレス因子をそのままにすると慢性化することもある。

たら、専門医を受診してください」。かかっている病院に精神腫瘍科がない場合は、精神科や心療内科でもいい。

治療は患者の症状によってさまざまだ。医師によっては薬の処方が主になるが、保坂さんは「運動療法」を積極的に取り入れる。時間は多少かかっても、運動には薬と同じくらいの抗うつ作用があるというデータがある。運動の内容は、患者の好みや体力に合わせる。家に閉じこもっている患者なら、通院のために歩くだけでも効果が期待できるという。

日常生活で実践する

がんが分かってからしばらくは、誰しも気持ちが揺れる。その不安定な時期を乗り切るためにも、患者が日常生活で実践できることは意外にある（表1参照）。その中には「祈り」もある。別の患者のために「病が良くなりますように」と祈る。または家族や友人の幸福を祈ってもいい。他者のために祈ると「愛情ホルモン」とも呼ばれる「**オキシトシン**」というホルモンの分泌が増えるという。スキンシップなどで体が触れ合う時にも量が増える。人への親近感が増し、ストレスが消えて幸福感が得られ、

オキシトシン
「幸せホルモン」「癒しホルモン」などとも呼ばれ、痛みの緩和や認知症予防にも効果が期待できると注目を集めている。

免疫力が上がるのだ。
「一日でも長生きするという意識を持つこと。再発転移しても、少しでも長く生きれば、また新しい治療法に出合う可能性が出てきます」。保坂さんは、がん患者の心のケアが全国で等しく実践されるよう、啓発活動にも心を砕いている。

表1：免疫力を上げるために暮らしの中でできること

笑う	テレビのお笑い番組でも何でもいい
泣く	うれしい時も悲しい時も。 こらえると免疫力が下がる
腹式呼吸をする	息を深く長く吐くと、 副交感神経の働きでリラックスする
祈る	他者の幸福を祈ると 「オキシトシン」の分泌が増える
スキンシップや マッサージ	肌が触れ合うと 「オキシトシン」の分泌が増える

2 支え、支えられる

自分だけじゃない

「つらいのは自分だけじゃない」。そう思うことが、患者が病気と闘ううえで大きな力となる。全国には、大小多くのがん患者会があり、患者同士がさまざまな思いを語り合ったり、情報交換をしたりする場として闘病を支えている。

埼玉県東部の杉戸町。とある土曜日、「**がん患者会シャローム**」の会合があると聞き、参加させてもらった。

会場は、代表を務める植村めぐみさん（65）の自宅。植村さん自身もかつてがんを患い、今は治療を終えている。この日は、がんが再発や転移をした患者を中心に15人

がん患者会シャローム
090-4535-9198

が集まり、植村さんの手料理を食べながら病歴を話し始めた。

「イレッサは怖い薬だと思って投与を断りました」

肺がんを再発した初参加の男性が口を開いた。肺がん治療の分子標的薬「イレッサ」は2002年、厚生労働省が世界に先駆けて輸入販売を承認したが、重い**間質性肺炎**による死亡例が出て、遺族による訴訟が起きている。ただ、薬自体には一定の延命効果が認められており、現在は多くの患者が使っている。参加者のうち二人も使った経験があった。

「知識は必要です」。植村さんが言葉をはさむ。「病気について勉強して、立ち向かう気持ちもあったほうがいい」

さらに「がん患者も障害年金が使えます」「民間の救急車はがん患者も使えて便利ですよ」など、さまざまな情報が飛び交った。最後は、参加者から「あと20年は生きるつもりです」と力強い言葉も出て、会はお開きとなった。

間質性肺炎
肺にある肺胞と呼ばれる袋状の組織の壁（間質）が炎症を起こし、肺の膨らみが悪くなる病気。乾いた咳と息切れが特徴的な症状で、呼吸不全を引き起こすこともある。

がん患者が使える公的制度

療養により、収入が絶たれたり減額となったりした場合は「傷病手当金」が、日常生活や就労が困難となった場合は「障害年金」が受給対象となる。また40歳以上の進行がん患者は「介護保険」も申請可能だ。医療費に関しても医療保険に患者の自己負担を軽減する制度がある。

患者同士が「つらさ」を共有

「がんを告知されてから家までの長い道のり、涙があふれて仕方がありませんでした。あの時、病院の中でいったん気持ちを落ち着かせる場所があれば……」。植村さんの胸の奥には、今も16年前の記憶が暗く沈んでいる。

植村さんは2000年にがんの手術を受けた。治療の副作用も重なり、何度も「死にたい」と思い、理屈ではかれない悲しみに襲われたという。治療が一段落し、体調も安定した2006年、患者会を組織。「ただつらさを吐き出し合う場所が作りたかった。がん患者には精神論も根性論も必要ないのです」

植村さんががんと分かり、つらい治療を受けていた当時、夫は仕事で最も多忙な時期だった。「精神的なサポートを夫から得られず、とても寂しかった。だから自分が支える側になりたかったのです」。当時、埼玉県にはがん患者会といえば、乳がんを対象とする全国組織「あけぼの会」の支部しかなかった。植村さんは全てのがんを対象にした患者会を立ち上げることにした。さらに告知の日のつらい経験から、病院内で患者をサポートする場を作ろうと思い立つ。県疾病対策課が動いてくれたこともあり、埼玉県立がんセンターで「ピアサポート制度」を実現させた。

「ピア」は仲間を意味し、ピアサポートは仲間による仲間への支援だ。がんの体験者が研修を受け、ピアサポーターとして病院などでがん患者の悩みを聴く。植村さんは現在、同がんセンターをはじめ都内の病院でもピアサポーターとして活動する。「患者が求めるものは『共感』です」。カウンセリングや具体的なアドバイスをするのではなく、相談者の気持ちを整理することを心がける。

植村さんは相談者から「生きる意味が分からない」と訴えられると、「私も当時は分かりませんでした。でも、今こうしてご相談を受ける活動をさせてもらっていることを思えば、あの地をはうような苦しい日々にも意味はあったと思うのです。そうでなければ、あなたのお気持ちも分からなかった。人生にとって『全て意味がない』ということはないのではないでしょうか」と伝える。相談者は「じゃあ、今は分からなくてもいいのですね」と、表情が明るくなるという。

大事なのは、自分なりの言葉で「共感」を伝えること。ただし、がん患者にかける言葉には配慮が必要だ（表2参照）。植村さんが患者として、また患者会やピアサポートの活動を通して会得したことで、家族や友人など、周囲にがん患者がいる人もぜひ参考にしてほしいという。

話すことが癒しに

「がん患者会シャローム」の会員は、さまざまな部位のがん患者とその家族、遺族ら約200人。定期的に開く会合には県外からも多くの患者が訪れ、医師を招いた勉強

表2：励ますつもりが、逆に患者を傷つけかねない言葉

「頑張って」	十分に頑張っていて、これ以上は頑張りようがない
「偉いね」	上から目線で評価されているように感じる
「○○してあげる」	がんになったことですでに負い目を感じている
「若いのにかわいそう」	不幸だとすり込まれているようで、前向きな気持ちがそがれる
「切ったら治るから大丈夫」	がんは手術後が本当の闘い。何も理解されていないと悲しくなる
「人はいつか死ぬから皆同じ」	確かにそうだが、がん患者は日々、それ以上に死を意識して生きている

会や大規模な講演会なども開いてきた。

「ここでは、外では言えないことを吐き出すだけでいいんです。無理に前向きになる必要はありません」と植村さんは言う。

運営費は、会員が作るがん患者用帽子などの販売や、手作り小物の売り上げ、フリーマーケットなどでまかなう。植村さんは普段の活動の他、会員に頼まれてセカンドオピニオンに同行したり、メールや電話で相談を持ちかけられたりすることもある。治療に関わる相談には、サポートしてくれる医師に確認をとり、正しい知識を伝えるようにしている。ほぼ全ての時間を支援活動に注ぎ込む。

「悔しいのです。がん治療に精通していない医師が多いことで、患者が苦しむ例をたくさん見てきましたから」。最近も、患者数が少ない「**希少がん**」にかかった会員が誤った治療を受けていることを知り、がん専門の医師と相談のうえ、家族に働きかけて転院を促した。助かる命も助からない現実があるのだ。

また、医師と信頼関係を結べずに悩む患者も多い。「主治医が怖くて、会うだけで心臓がバクバクする」「医師に『あなたたちは勉強しているから、病理診断の結果を教えてあげましょう』と居丈高に言われた」。植村さんにはこんな相談が絶えない。

患者会を維持するには苦労も多いが、植村さんは、「病を生かせる場があることに

希少がん
人口10万人あたりの年間発生率が6例未満のがんの総称。国立がん研究センター 希少がんセンターでは相談窓口を設けている。
「希少がんホットライン」
03-3543-5601
（平日9：00～16：00）
相談無料

感謝している」と、今後もできる限り活動を続けるつもりだ。

同病の友との出会い

埼玉県の幸子さん(56)=仮名=は2013年11月、胃カメラ検査の最中に胃がんと宣告された。その後の腹腔《ふくくう》鏡検査で複数の**腹膜転移**が見つかり、ステージ4の診断が下った。

「なぜ私ががんに? と絶望感しかありませんでした」

そんな時、病院で「がん患者会シャローム」のパンフレットを見かけ、ワラにもすがる思いで電話をかけた。誘われて参加した会合で同じ年齢の女性患者と知り合い、不安や悩みを打ち明けるようになった。「彼女は前向きに生きている。私も一緒に病気と闘おう」。女性との出会いが、気持ちを立て直すきっかけになった。

その後、幸子さんは抗がん剤治療を受け、精神腫瘍科にも通い始めた。「主治医とはコミュニケーションが取りづらいのですが、精神腫瘍科の医師には何でも話せます」。幸子さんの声は明るい。

治療は今のところ奏功し、腹膜への転移は画像に写らないほど小さくなった。

腹膜転移

「腹膜播種」とも呼ばれる。がんが胃壁を突き破るまで深く進展すると、がん細胞が直接腹の中にこぼれ落ちる形で腹膜に転移することがある。手術は困難で抗がん剤による薬物治療を行う。

2014年3月には、かねて計画していた夫と二人のヨーロッパ旅行を実現させた。治療中のため、海外旅行はとても無理だと落胆していたが、「シャローム」の植村代表が「大丈夫、行けるわよ」と背中を押してくれた。治療中のがん患者でも、主治医と相談のうえ、国内外の旅行を楽しむ人は多いのだ。

幸子さんは病気が分かる前から働いていた飲食店で、今も週3〜4日、コーヒーをいれ、接客に励む。手を動かすと気が晴れて、つくづく「仕事があって良かった」と感じる。

毎朝、起きると病気のことが頭をよぎる。「今の薬が効かなくなったら」「1年先は生きているだろうか」。体の不調もほとんどなく、「本当に病気なのか」と思う時もある。気持ちは揺れるが、今は普通に暮らせる幸せをかみしめている。

患者同士でなければ分かち合えないことは多い。千葉の乳がん患者会、「アイビー千葉」の代表、齋藤とし子さんは「一人で閉じこもると、心の回復に時間がかかる。人の力を借りて元気になることも考えて」とアドバイスする。患者会に入らなくても、病院や地域で開かれるつどいの場やサロンなら気軽に参加できる。

2008年に乳がんの手術をした同会の関口淳子さんは「患者は、周囲に対して元気であることを装いたいもの。でも、同じ病気の人になら弱音を吐ける」と話す。「家族には特別扱いされたくないし、『病人だから』とやることを制限されると落ち込んでしまう。こちらは動ける範囲で動いているので、ただ普通に見守ってほしいのです」

家族の支えを得て

妻ががん患者の場合、夫にはどのような支え方があるのか。横浜市在住のカメラマン、大沼正彦さん（56）の妻・由美子さん（54）は2009年の11月に卵巣がんが見つかった。手術の後に抗がん剤治療を受けていたが、10カ月後に再発が分かった。以来、何度か再発を繰り返しながらも抗がん剤治療を続ける。

「僕は病気について勉強し、妻は治療を頑張る。それぞれの役割でがんに向き合ってきました。根本にあるのは、もちろん『死なせたくない』という気持ちです」。正彦さんはフリーランスのため時間が自由になり、家事も積極的にこなす。社会人の息子（29）と娘（25）が同居し、一時「家事は家族で分担しよう」ということになったが、由美子さんに反対された。「私がいなくなった時を想定しているようで嫌。ダメな時は言うから、私もできることをやって家族に交ぜてほしい」

当初は、治療法に迷うなど正彦さんのストレスも大きかったが、信頼できる主治医と出会ったことで解消された。夫婦の足並みはおおむねそろっているが、たまに感情がぶつかり合う時もある。「妻の苦しみは僕には分かり得ない。でも、『妻ががんになった夫の気持ちはあなたには分からないでしょ』と妻に言ってしまうことも」と正彦さんは笑う。

由美子さんにはブログで知り合った「がん友」も多く、さらに医療者や患者会と、夫婦を中心に「味方になってくれる」ネットワークができている。卵巣がんの再発から5年半、今は「3カ月先は見えるが、半年先は見えない」状況だ。しかし、夫婦で新薬の適用を待ちつつ、希望を持ち続けている。

3 結果は自分で引き受ける

転移を経てやがて10年

乳がんはほかのがんに比べて進行が遅く、最も重い「ステージ4」でも治療をしながら、比較的長く日常生活を送ることができる。仕事や子育てに忙しい30～50代の患者も多いが、それぞれの人生観に照らしながら、どのように病と闘っているのか。2014年、ステージ4の乳がん患者を訪ねた。

「息子の高校の卒業式には出られないだろうと思っていました」。東京都に住む大学職員の廣瀬満重《みつえ》さん（53）はそう話した。再発からすでに6年半が過ぎ、小学生だった息子は今春、大学生になった。「抗がん剤で髪が抜けないうちに」と2年前に遺影も撮ったが、80代の両親が健在で、できれば逆縁は避けたいと思う。

　最初に乳がんが見つかったのは2005年。しこりは1センチで、ステージ1の早期発見だった。しかし、手術を経て3年を待たずに胸骨や鎖骨、両肺などに転移。半年間休職した後は、治療と仕事を両立させながら今に至る。

　決して楽な日々ではなかった。抗がん剤による副作用は「出るものは全て出た」というほどつらかった。むくみ、腹痛、倦怠《けんたい》感、吐き気……。両手足の爪は全てはがれ、強い痛みを伴う「**手足症候群**」で靴が履けなくなった。感染症による発熱で緊急入院したこともある。何度も「もう嫌だ」と思ったが、副作用に見合う効き目があれば治療をやめるという選択肢はなかった。何種類かの薬を経て、今は規定より少量の分子標的治療薬を服用。この間、職場の理解や夫のサポートが大きな支えとなってきた。

「再発治療では患者自身の生き方が問われます。どんな道を選んでも、結果は、良くも悪くも自分で引き受けるしかない」

　先のことは考えない。おいしいものを食べ、行きたいところに行く。「休日は予定がいっぱい」と廣瀬さんは笑う。

　取材から2年が過ぎた2016年の夏。再び廣瀬さんを訪ねた。このひと月前、

88

手足症候群
抗がん剤の副作用の一つで、薬が手や足の皮膚細胞に作用するために起こる症状につけられた名称。手足のしびれ、痛み、色素沈着、潰瘍などさまざまな症状が起こる。

歳で父を亡くしたが、「逆縁は避けられました」と穏やかな表情だ。

再発から8年半。今は3週間おきに「カドサイラ」と6週間おきに「ランマーク」の治療を受けている。カドサイラはHER2陽性の乳がんに対する薬で、日本では2014年に認可された。分子標的薬の「ハーセプチン」に抗がん剤を組み合わせた新しいタイプの薬で、がん細胞のみを攻撃するため副作用は比較的軽い。「ランマーク」は骨転移の薬で、こちらも2012年に認可された新しい薬だ。治療を始めてから現在まで、ホルモン剤、分子標的治療薬、(狭義の)抗がん剤、骨転移の薬、合わせて15種類以上の薬を使ってきた。

この2年で何か変わったことは。

「精神的にずいぶん落ち着きました。少し前までは、仲間が旅立つたびに引きずられてしまって」。以前から続けていたヨガの一環で、新たに「瞑想」や「ヒーリング」を学び始め、指導者養成のカリキュラムも受けた。週2〜3回、仕事から帰って食卓を整えた後、ヨガのスタジオに通う。「ものごとをネガティブに考えることがなくなりました」と終始、晴れやかな笑顔だ。

数週間後には、夫とインド旅行に行くという。ヨガの聖地で、昔からタージ・マハルには行ってみたかった。さらに父がインドに行きたがっていたことを知り、「これはもう、今、行くしかないと」。がんはゆるやかに進行しており、この秋には薬の変更も視野に入れている。それでも、治療を続けながら「今」を積み重ねて10数年が経ち、振り返ると「ここまで来た」という心境だ。

「お金も時間もたくさん使いました。もちろん、がんにならないほうがいいに決まっている。でも、仕事を続けてこられ、好きなことも見つけ、欲張りな10年でした。悪くない人生だと思います」

無治療を選択

積極的な治療を行わない「無治療」の道を選んだのは京都市の主婦、吉野実香さん（50）だ。30代半ばに胸のしこりに気づいたが良性腫瘍の「線維腫《せんいしゅ》」と診断され、数年後、再度受診するとステージ3の乳がんを告知された。医師は手術を勧めたが、吉野さんは立ち止まった。

長男（26）が幼い頃に入院した病院で、薬の副作用に苦しみながら亡くなる多くのがん患者を見た。「自分は元気なままで死にたい。与えられた命をそのまま生きよう」。反対する夫（51）と長男を説き伏せ、治療は受けないことに決めた。

それから5年。闘病ブログが人気となり、2013年、本も出版。今はホスピス科で痛み止め薬などを処方してもらっている。徐々に食欲が減り、外出の機会も少なくなっているが、家事は普通にこなす。穏やかな暮らしぶりが表情にも表れていた。

自ら選んだ道に後悔はないが、胸の腫瘍が皮膚を破って出て、一時は出血やうみなどに悩まされた。「手術で切除だけはしたほうが良かったかな」とも思う。人に無治療を勧めているわけではなく、ブログでありのままを明かし、読者自身が判断してほしいと願う。「正解はないですよね」。吉野さんは静かにほほ笑んだ。

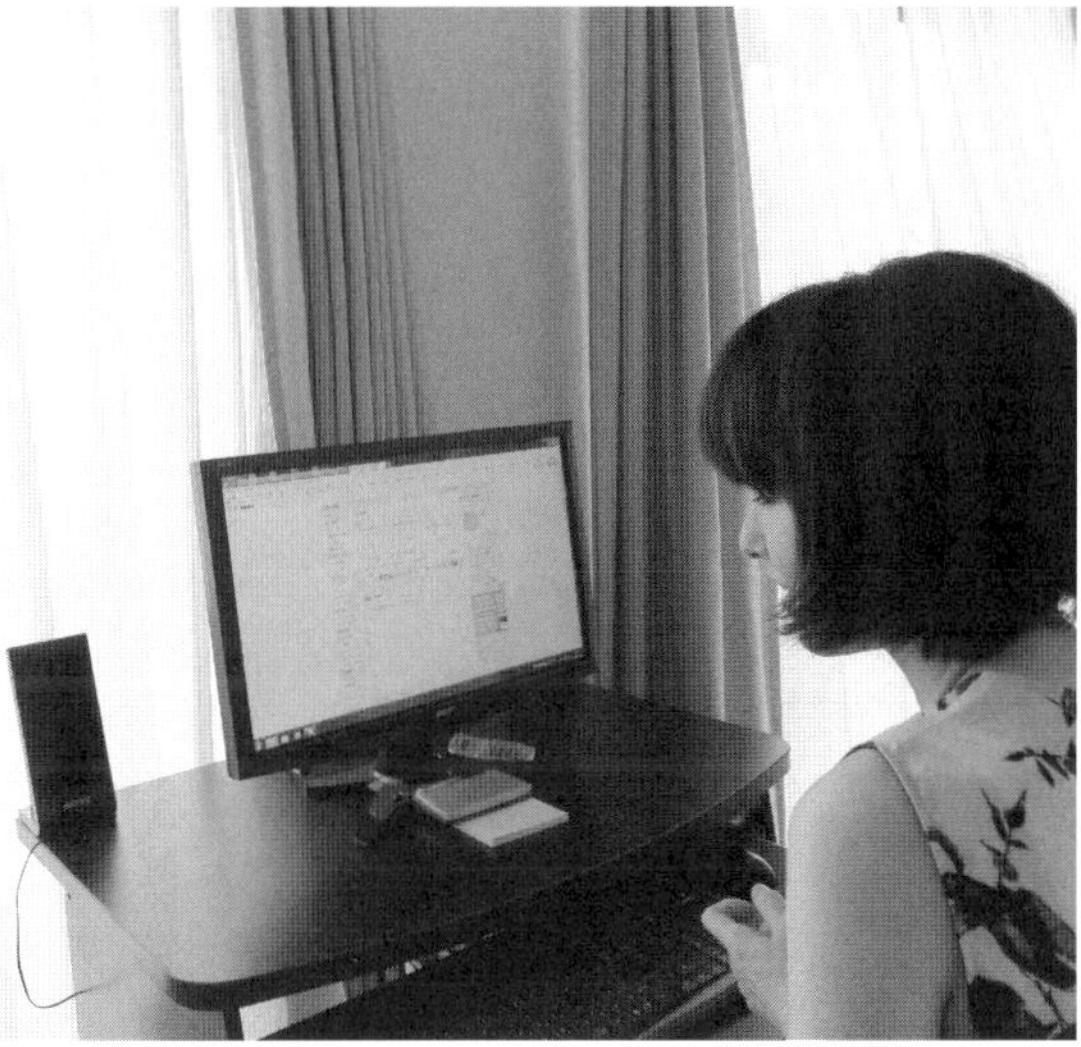

パソコンに向かう吉野実香さん。窓の外に緑が広がる部屋で、毎日、ブログの読者と対話する＝京都市で、三輪晴美撮影

吉野さんの選択に、医師の多くは異を唱えるかもしれない。最初にがんが見つかった時に治療すれば、治癒の可能性もあったはずだ。しかし、今と同じ充実した日々はなかったかもしれない。医師は患者を救いたいからこそ治療に突き進み、患者は、その効果の不確実性ゆえに迷いを深める。

がんに特効薬がない限り、そのずれを完全に解消することは難しいのかもしれない。

2014年の取材から2年が経った。吉野さんは、今も変わらぬ日々を送っている。患部からの出血やうみに悩まされることはなくなり、食事の量も以前より増えた。たまに夫と外食も楽しんでいる。

テレビ出演をしたこともあり、ブログの読者はますます増えた。「ずっと元気をもらっています」と吉野さん。読者からは毎日、さまざまなコメントが寄せられる。最近、「もう治療はしない」と決めた何人かの患者から、「また治療を再開した」という報告を受けたという。

「治療は苦しくても、その先に未来が期待できるかもしれない。でも無治療は、未来が見えない分、不安が大きいのは当然です。読者には、自分の状況や性格をよく理解したうえで、慎重に選択してほしい」

「あなたが生き続けてくれることが私の希望」。そう言ってくれる人たちのためにも、
「私は、これからも私らしく生きるつもり」と吉野さんは揺るぎない。

4　がんとの「共存」を目指す

緩和デイケアの試み

名古屋大学大幸キャンパス（名古屋市）の一室に、毎週水曜日、にぎやかな声が響く。緩和デイケアの試み「ライフトピアサロン」だ。部位もステージもさまざまながん患者が通い、談笑したり、レクリエーションを楽しんだりする。

始めたのは同大大学院看護学専攻特任准教授の阿部まゆみさん。東京の国立国際医療研究センターで看護師として15年勤務した後、１９９０年代半ばに英国にある世界初のホスピス「セントクリストファー・ホスピス」で働いた。「ホスピスといっても『みとりの場』ではない。痛みなどのつらい症状が治まれば、また自宅に戻ります」

英国のホスピスには必ず「デイケア」施設が併設されているという。セントクリストファーの場合は、音楽を聴く部屋、詩を書く部屋などがあり、「患者が創造性を高め、自分の中の未知の能力を知る。病を忘れて没頭する喜びを感じます」。最後まで自分らしく生きることができるのだ。「がんイコール死ではない。がんに対する捉え方が、日本とは全く違うと感じます」

ライフトピアサロンが2008年にスタートして8年。ここに通い始めて社会復帰を果たした人も多い。「自宅と病院以外に居場所ができ、自分の役割を見直すきっかけになります」

ある女性患者は亡くなる1週間前まで自ら車を運転して通って来た。がんの再

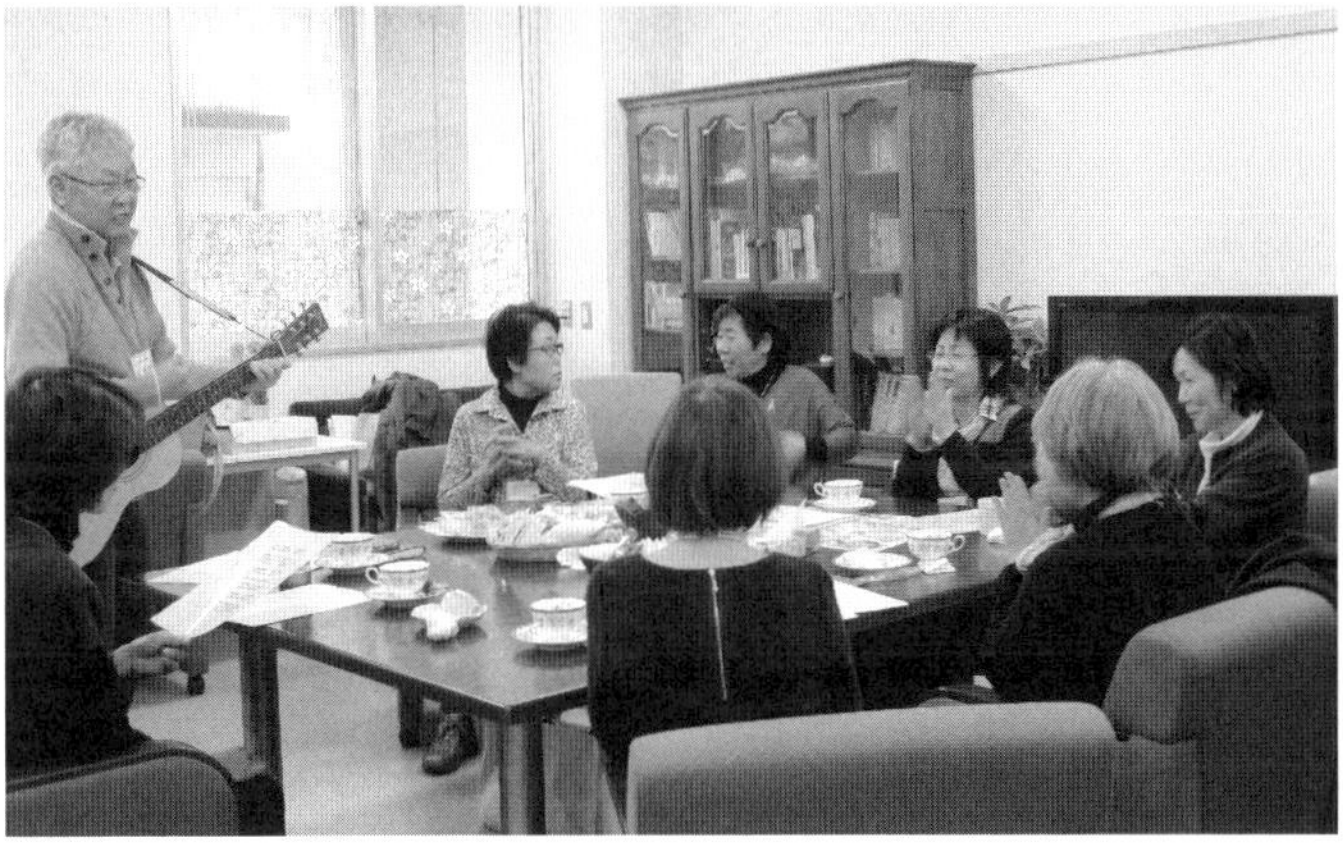

阿部まゆみさん（右端）が作った緩和デイケアの「ライフトピアサロン」では、談笑の合間にギターの伴奏で歌う時間も＝名古屋市東区で、三輪晴美撮影

発転移を繰り返しながらも、徐々に自分の可能性を開き、ある時期は仕事に復帰し、ある時期は同じがん患者の精神的ケアにあたる「ピアサポーター」としても活動した。「がんという言葉に押しつぶされるだけの人生ではない。そのことを体現してくれた」と阿部さん。

ある日の「ライフトピアサロン」に参加させてもらった。この日集まったのは8人。「自分が楽しんでいれば、がんの進行も追いついてこられない」。話の口火を切ったのは、この日唯一の男性参加者、大池啓之さん(64)だ。他の参加者も順に口を開く中、皮膚がんを発症し、顔の半分を移植したという女性は「町で知らない人に顔のことを聞かれるのが苦痛」と打ち明けた。深刻な悩みも皆で話すうちに話題が広がり、笑いが交じる。

緩和デイケアは近年、日本全国に広がりつつある。

がんとの共存を目指す

日本医科大学武蔵小杉病院腫瘍内科教授の勝俣範之医師は、日本のがんを取りまく状況について「がんを治すことばかりにとらわれています。メディアも『克服』という言葉を使いたがる」と指摘する。がんが治るか治らないかで区別するから差別も生まれる。『「がんとの共存を目指す」と意識を変えるべきです」

がんとの共存には緩和ケアでQOL（生活の質）を保つことが最も大切だ。緩和ケアは積極的治療の後に移行するものではない。治療中もQOLが保てるよう、患者の状況に応じて薬を調整するなど工夫をするのが緩和ケアだ。

緩和ケア

命に関わる病を抱える患者とその家族の「痛みやつらさ」を和らげ、より豊かな人生を送ることを支えるケア。2007年施行の「がん対策基本法」では、がん診断早期からの緩和ケアの推進が盛り込まれ、がん診察に関わる医師に対して「緩和ケア研修会」が行われてきた。痛みなどの症状がより進んだ場合は「緩和ケアチーム」「緩和ケア科」などの専門家を紹介してもらう。また終末期やより強い症状コントロールのために「緩和ケア病棟（ホスピス）」があり、より高度な緩和ケアを受けることができる。

5 「最善最良」の治療、見極めて

治癒が難しい「ステージ4」のがんの場合、今の医療には何ができるのか。患者は、どうすればより良い治療が受けられるのか。

ステージ4の治療は抗がん剤の投与が中心となる。抗がん剤を専門に扱うのは「腫瘍内科」だ。日本医科大学武蔵小杉病院腫瘍内科教授の勝俣範之医師に聞いた。

――「ステージ4＝末期がん」というイメージがあります。

勝俣 それは正しくありません。ステージ4でも長生きする人はいるし、中には治る人もいます。近年、ステージ4で特に治療成績が上がったのが、乳がん、腎臓がん、皮膚がんの一種の悪性黒色腫（メラノーマ）など。分子標的治療薬の開発が進み、生存期間を延ばしました。従来のタイプの抗がん剤も良い薬が増えていて、特にステージ4の大腸がんも、ここ10年でかなり治療成績が上がっています。

副作用対策に差

――「抗がん剤は副作用も多く、使うべきではない」と主張する人もいます。

勝俣　確かに副作用はつきものです。しかし個人差が大きいですし、近年は、かなり抑えられるようになりました。抗がん剤は、本来は副作用対策に精通した腫瘍内科医が扱うべきですが、欧米に比べて日本は圧倒的に人数が少ない。したがって外科医が処方する場合が多いのですが、医師によって知識や技量に差があります。

例えば、乳がんなどに使われる「タキソテール」という抗がん剤では、爪が剥がれるなどの副作用があります。投与中に、専用のグローブをはめて手を低温に保つとかなり防げるのですが、がん拠点病院でも備えていないところがあります。

「最先端」や「余命」への誤解

――治したい一心で「標準治療」以外の治療を受ける患者も多いと聞きます。効果のほどは。

勝俣　まず、標準治療は「並」の治療と誤解されがちですが、そうではなく現段階での「最善最良」の治療ということを分かってほしい。「最先端の治療＝良い治療」ではありません。

例えば、放射線治療の一種である「陽子線治療」や「重粒子線治療」は「先進医療」です。先進医療とは、厚生労働省が安全性や有効性などを確認したうえで承認した治療ですが、まだ研究段階で、保険が利かずに高額です。日本は「皆保険」の国ですから、きちんとしたエビデンス（科学的根拠）が出れば、保険適用になります。

高額で、かつ先進医療に指定されていない治療は要注意です。近年、話題の「免疫療法」も、多くは指定されていない。クリニックの

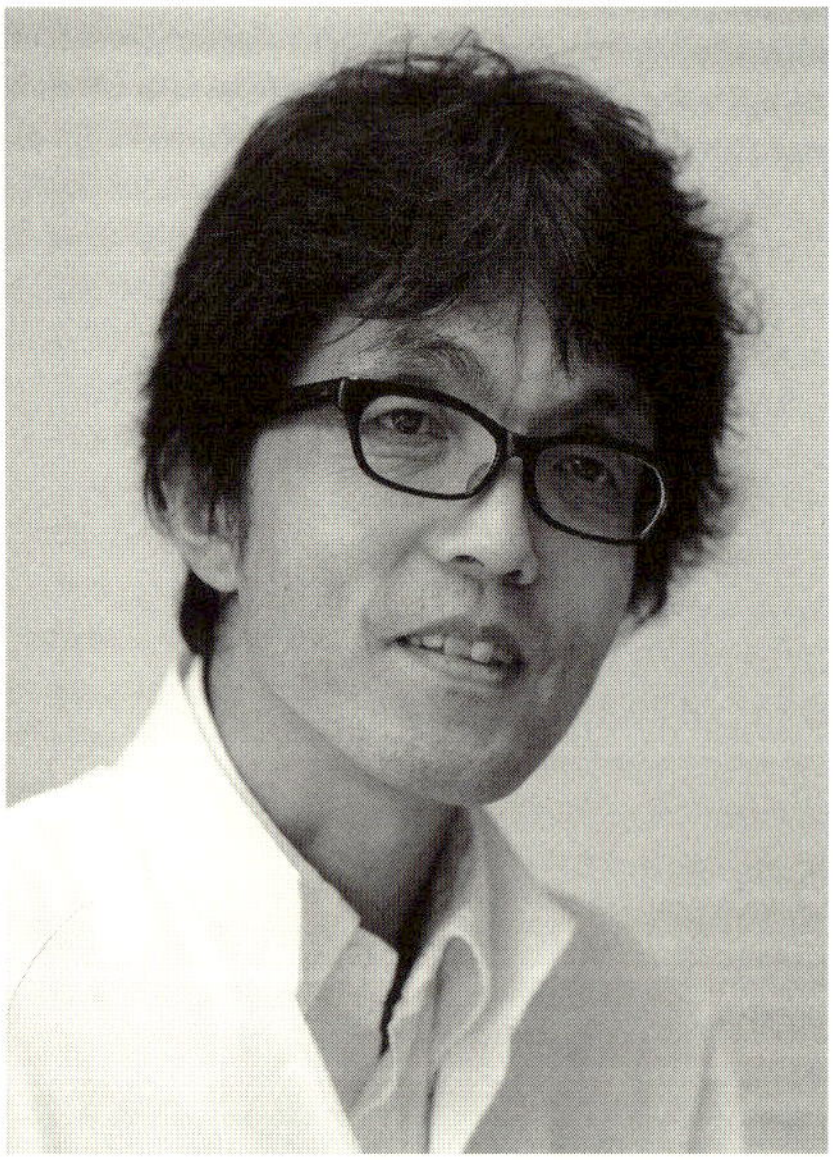

勝俣範之・日本医科大学武蔵小杉病院腫瘍内科教授＝神奈川県川崎市中原区で、小出洋平撮影

ホームページなどに治療効果を示すデータが掲載されていることがありますが、医学的見地から見ると有効なデータではありません。

――医師の告げる「余命」は正しいのでしょうか。

勝俣　余命についても誤解が多く、安易に口にすべきではないと私は思います。余命は同じような症例の「平均値」だと思われがちですが、医師が告げる場合はほとんどが「中央値」です。１００人のデータがあれば、50番目に亡くなった人の数値。それよりもっと早く亡くなる人もいれば、何年も長く生きる人もいる。かなりばらつきがあります。「余命を超えても生きている」というのは、何ら不思議なことではありません。

緩和ケアで延命も

――積極的治療のやめどきというのはあるのでしょうか。

勝俣　抗がん剤の限界をよく分かっている医師なら、これ以上使っても効果がないと思われる場合は、投与しないことを勧めます。しかし、それをうまく言えない医師が多いので、亡くなる寸前までつらい抗がん剤治療を続けてしまう。

一方、やめることを提案すると、「何もせずに死を待つのですか」と言う患者さんもいる。それは違います。「緩和ケア」をしっかりとやることで、抗がん剤一つ分の延命効果があるというデータがあります。緩和ケアは治療の一つなのです。

──医師と意思疎通ができずに悩む患者も多いようです。

勝俣　そのことが、医療不信にもつながっていると思います。特に勤務医は激務なので、余裕をもって患者さんの話を聞くことができません。とはいえ、医師はコミュニケーション能力を磨《みが》くべきで、今の医学部は患者との面談法を教えています。「インフォームドコンセント」とは、本来は、患者が十分に理解し、納得したうえで医療を受けるためのものですが、現状では、医師が一方的に説明して、後の選択は患者にまかせるということが横行しています。そうではなく、患者とよく話し合い、患者の「生活の質」を考慮しながら、両者で最善の治療方法を決めるべきです。

──地域や病院によって医療格差も大きいようです。

勝俣　格差をなくすために国もいろいろと対策を講じていますが、現場が追いついていないのが実情です。主治医を代えるのは勇気が必要かもしれませんが、疑念を持つならセカンドオピニオンをとり、病院を替えるのも一つの選択肢でしょう。

標準治療

多くの臨床試験で得られた科学的根拠（エビデンス）を基に、専門家が協議し、現時点で患者に推奨できる最善の治療法。がんの種類によっては、ガイドライン（治療の指針）が示されており、インターネット上でも公開されている。

免疫療法

人間の体が持つ免疫機能を、ある方向に誘導する治療法。細胞免疫療法、ワクチン療法、サイトカイン療法など。がんの第4の治療法として期待は高まっているが、まだ研究段階で、一部を除いて効果が検証されていない。最近、注目されている「免疫チェックポイント阻害剤」は、がん細胞を攻撃する免疫機能を増進させる薬で、2014年、抗PD-1抗体の「ニボルマブ」が悪性黒色腫（メラノーマ）を対象に承認され、翌2015年、切除不能な非小細胞肺がんへの適用も承認された。その効果に対する期待は大きいが、薬価の高さが問題視されている。

第4章

人生の舞台から降りない

1 告知されても辞めない

使える制度を使って

治療法の進歩に伴って、がん患者の生存率は多くの部位で高まる傾向にある。完治に至らなくても、「慢性疾患」としてがんと長く共存する患者も増えている。抗がん剤治療や放射線治療は、入院ではなく通院で受けるのが基本で、吐き気止めなどの副作用対策も進む。がん患者が治療を受けながら働けるための環境は、徐々に整いつつあると言える。

桜井なおみさん(49)は、日本でいち早くがん患者の就労問題に取り組んできた一人だ。自身も2004年、37歳の時に乳がんが見つかる。手術後、当時勤めていた設計事務所にデザイナーとして復職した。しかし、パソコンのマウスを扱うことがつらくなり、退職した。多くの乳がん患者が悩まされる手術後の**リンパ浮腫**が原因だった。

再就職を経て、2007年に一般社団法人「**CSR（がん患者の就労）プロジェクト**」を設立した。「初めは医療者にも行政側にも、なかなか理解が得られなかった。産業医も、『仕事はまずがんを治してから』というスタンスでした。でもここ10年ほどで、患者一人一人の声が束になり、状況が変わってきた」

CSRプロジェクトは月に一度、働くがん患者や就労希望の患者を対象に、社会保険労務士や産業カウンセラーらの専門家も交えて悩みを話し合う「サバイバーシップ・ラウンジ」を開催する。さらに「就労セカンドオピニオン」

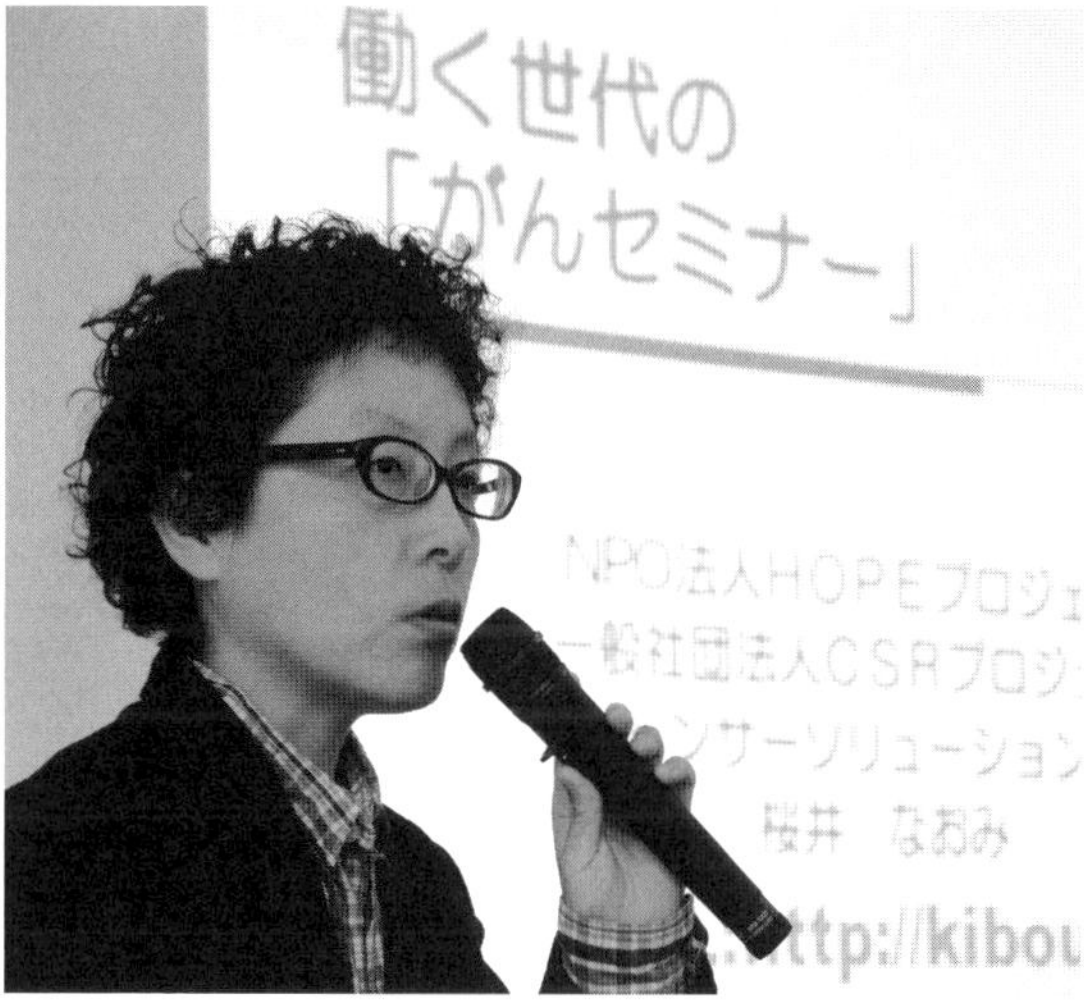

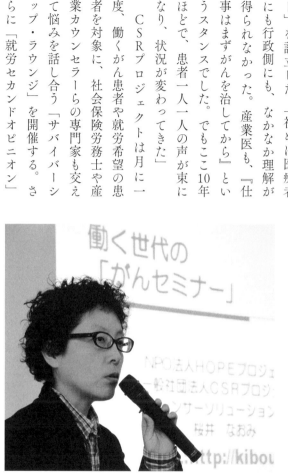

がん治療の現状について説明する桜井なおみさん＝鹿沼市睦町の鹿沼商工会議所で、猪飼健史撮影

リンパ浮腫
わきの下のリンパ節の切除や放射線治療の影響でリンパ液の流れが停滞し、むくみが生じることがある。不快感や苦痛とともに、外見の変化がストレスになることが多い。

CSRプロジェクト
がんと就労に関するさまざまな情報を発信中。http://workingsurvivors.org/

として、専門家が無料で電話相談に応じる機会も設けている。

さまざまな悩みが寄せられる中、桜井さんがまず強調するのは、がんと診断されても、それまでの仕事を「とりあえず辞めない」ことだ。告知を受けた直後、患者は半ばパニック状態となり、冷静に物事の整理をつけることができなくなりがちだ。

企業によって使える制度は違うが、正社員なら「休んでも2年くらいはしのげるはず」。「辞めてしまってから相談に来る人もいるが、健康保険の『傷病手当金』などの使える制度があることを知らない患者も多い」と話す。

傷病手当金

健康保険の制度で、被保険者が病気やけがで働けなくなった場合、生活を保障するために給付される（労災保険の対象の場合は除く）。支給額は、1日につき被保険者の「標準報酬日額」の3分の2に相当する額。給与が支払われていれば支給されないが、給与の額が傷病手当金より少ない場合は差額が支払われる。支給期間は最長で1年6カ月。

会社は長い目で見て

新たに仕事を探す場合に、まず悩むのが履歴書や面接で自分の病名を告げるかどうかだ。桜井さんによれば、職場に伝えるべきなのは「がん患者であること」ではなく、「どのような配慮が必要か」ということ。特に配慮の必要がないなら、がん患者であることは伝えなくてもよいという。

一方、企業には従業員への「安全配慮義務」があり、従業員の身体の安全を守らなければならない。しかし、がんは「安静にしていればいい」という病気ではなく、悪化しないための注意事項が決まっているわけでもない。患者の状況も千差万別だ。「雇う側は『がん患者には何も聞いてはいけない、触れてはいけない』と思っている。そうではなく、きちんと聞くところから始めてほしい」と話す。患者自身も「これはできない」だけではなく、「こうすればできる」と前向きな情報を伝えるべきだという。

患者と医療者、企業の3者をつなぐ会社「**患医ねっと**」を経営し、企業の担当者に向けて講演の機会も多い鈴木信行さん（46）は「中小企業や自営業、また非正規のがん患者にとって、就労をめぐる状況は依然、厳しい」と指摘する。

患医ねっと
http://kan-i.net/

「いまだに会社から異動や退職を指示される例があります」。いずれにしても企業担当者には、「自分が患者だったら」と、視点を入れ替える発想を持ってほしいという。

鈴木さんは生まれながらに障害を持ち、27年前、20歳の時に精巣がんを発症。大学卒業後、製薬会社に研究者として就職したが、入社1年目でがんの再発転移も経験した。「治療に仕事、これからの生活。がんは告知された時点で課題が押し寄せ、患者は次々と岐路に立たされます。問題を整理するのは自分しかいない」

仕事に関しては、まず何のために働くかを根本から考え直す必要がある。しかし、そこで働くことの意義を確認できれば、復帰して会社に恩を返そうという気持ちも生まれる。「会社も長期的な視野で関わることで、社員から将来、大きな見返りを受けることができる。それが一つの理想ではないでしょうか」

そんな鈴木さんに２０１５年、新たながんが見つかった。甲状腺がんだった。今年7月、手術を受け、現在も闘病中だ。鈴木さんは2度目のがんで、がん患者の就労にまつわる問題点を再認識したという。

手術に際して10日間、入院したが、体力ばかりか気力も落ち、痛みも残る。しかしそれらに関しては、医師の診断書に記載されることはない。フリーの立場の鈴木さんには、「これを断ると、次からは声がかからなくなる」という仕事があり、退院３日後に懸命にこなしたが、体力的にはかなりつらかった。「無理をしてでも頑張るのが日本人。でも無理なものは無理と言わなければ、誰にも分かってもらえない」。企業にも、医師の診断書に表れないことを患者から引き出す努力をしてほしいという。

がん患者の就労にはまだ困難が伴う。「がんになったからといって、元の職場に戻れないのはおかしい」と主張する人も少なくないが、「それは少し違うのでは」と鈴木さん。治療に伴う副作用や体の変化で、必ずしも以前と同じ仕事がこなせるわけではない。しかし病になったからこそ発揮できる能力もあるはずだ。

就労が難しいのはがん患者だけではなく、希少疾患や障害を持つ人など数多い。たとえ生活保護などで経済的には保障されたとしても、問題はお金だけではない。「人は自分のためだけに生きているのではありません。仕事をして社会とつながることには大きな意味がある。病名が何であれ、働きたい人が働ける社会を作らなければ」

2 自分らしく次のステージへ

会社辞め、患者を支援

「がんになって私の人生は大きく変わりました」

東京都在住のキャリアコンサルタント、砂川未夏《すなかわみか》さん（42）は25歳で結婚し、その3年後、健康診断から血液がんの一種「悪性リンパ腫」が判明した。勤めていた外資系の大手飲食チェーンは新店舗のオープンが続き、激務ながらも仕事にやりがいを感じていた。「今、会社を辞めるわけにはいかない」

会社には、がん患者に対応する制度は整っていなかった。「制度がないなら実例を作ろう」と、砂川さんは信頼できる上司とともに人事担当者にかけ合った。「復帰できる根拠も示さなければ」と、主治医に治療の見通しも聞いていた。その結果、半年間の休職期間を経て復職。まずは週4回、時短で働き始め、半年後にフルタイムに戻った。

ところが復職2年後、体調不良に見舞われる。抗がん剤治療の副作用に対するホルモン剤を服用し、気分のムラも激しい。仕事上の人間関係に悩み、私生活ではつらい不妊治療を続けていた。

「何のために働いているんだろう……」。もんもんとしていた中、「キャリアカウンセラー（現・キャリアコンサルタント）」の存在を知った。マネジメントの勉強のつもりで講習を受けることにしたが、「生き方を整理する」というこの仕事に魅力を感じ、資格を取得。砂川さんは会社を辞めてキャリアカウンセラーとして独立した。

企業や大学に赴き、キャリア支援などの仕事に没頭していたある日、カウンセラー仲間から「あなたのアイデンティティーの中にはがんがある」と指摘される。「がん患者であること」は、自分の中で封印していたつもりだった。しかしその一言で目が覚め、がんサバイバーのキャリア支援にも取り組むことにした。

2014年6月、今度は砂川さんに乳がんが見つかった。

若くして2度のがん。しかし2度目は向き合い方が違った。一度目の悪性リンパ腫の際、言われるがまま治療法を決めたことに後悔の気持ちが残り、今度は自分が納得できるまでと情報を集め、医師ととことん話し合った。さらに手術の前に精神腫瘍科の門を叩き、精神的にもより万全な状態で治療に臨むことができた。仕事はペースダウンしつつも、休まずに続けた。これらの体験が、キャリアコンサルタントとして患者を支援するうえで大きな力となっている。

悩みながらも社会に戻る

自分がどのような働き方や生き方を望むのか。その意思決定のために「交通整理」を行うのがキャリアコンサルタントの仕事だという。就労希望の人には就職活動の支援を、すでに仕事に就いている人に対しては働き続けられるように支援を行う。「自分らしく生きるためには、まず心身のこと、経済的なこと、暮らしのことを整理して考える必要がある」と砂川さん。カウンセリングを通して、その人の「軸」となる人生観までが浮き彫りになれば、今後、何を目指すのか意思決定が容易になるという。

がん患者なら、まず仕事をどうするのか。治療をしながら働き続けるなら、副作用や職場の人間関係などさまざまなことを考慮し、役割の変化にも適応しなければならない。「何をどこまで職場に伝えるか、自分はどうしたいのかをまず確認する必要がある。そのうえで、必要な情報を職場に伝えて対処法を相談することで、職場も適切な配慮がしやすくなります」

一方、がんでやむを得ず仕事を辞めたり転職したりする場合は、社会に戻る道のりがさらに平坦ではなくなる。

「病気に対する受け止め方によっても、支援の進め方や方向性が変わります」と砂川さん。当初は、自分ががんであることを受け入れられず、また受け入れたくもないという人が多い。「がんであることに蓋《ふた》をして、他の人と同じような生活をしようと過度に頑張ってしまう」。まわりに迷惑をかけたくないと、周囲とのコミュニケーションを絶ってしまう人も少なくない。「がんである自分には価値がない」と自己肯定感が低く、それゆえ自ら高い壁を作り、苦しんでいる人もいるという。

その段階を過ぎれば、周囲に助けを求められるようになり、「ありのままの自分」を受け入れる準備ができるようになる。どうすれば、がんでも生き生きと働けるのか。自らの価値観を確かめながら、何が希望なのかもおのずと見えてくる。向こうから扉が開くように、自然に居場所が見つかる人もいるという。

最後はがんであることをどう周囲に伝え、どのような働き方をするのか。人間関係をはじめ、壁はたくさんある。悩み、もがきながら、社会に再び船出する。

がん患者の就労を支援する主な専門家

「社会保険労務士」は国家資格で、労働や社会保険に関する法令に基づいて各種手続きを行うほか、労働、社会保険、年金関連の問題の相談に応じる。「産業カウンセラー」は民間資格で、メンタルヘルス対策や、セクハラ・パワハラの相談など職場での心の問題を解決するための支援を行う。「キャリアコンサルタント」は、各個人の能力や価値観に応じた職業の選択を助け、仕事やキャリア関連の相談に応じる。キャリアカウンセラーなどとも呼ばれたが、2016年、国家資格となり、キャリアコンサルタントが正式名称となった。

患者も社会で生きる存在

治療中の患者を含め、がん経験者を「がんサバイバー」と呼ぶ。国立がん研究センターの高橋都《みやこ》・がんサバイバーシップ支援研究部長は「命の残りの時間が長かろうと短かろうと、患者は普段、医療機関ではなく職場や地域で生きている。そのことを医療者も忘れがちです。がん患者は『社会で生きる存在』なのです」。さらに高橋さんが、患者への聞き取りから痛感するのは、患者それぞれが違うという「個別性の高さ」だと言う。「『仕事を辞めない』ことが強調されがちですが、熟慮の末、納得して退職し、次のステージに向かう人もいる。がんがきっかけで、人生の別の側面に目が向くこともあります」

高橋さんは指摘する。「がんを告知されると誰しも頭が真っ白になりますが、力は後からまた湧いてくるもの。長期の生存は今や奇跡ではなく、進行度の重いステージ3や4でも工夫をしながら働いている人は少なくありません」。患者には「地域」「医療機関」「職場」にまたがる顔がある。「患者を支えるためにその3者が連携することが、今後ますます重要になっていきます」

3 生きるために働く

のどをなくしても声を出す

「余計なことを考えないためにも仕事があって良かった」

東京の下町、葛飾区柴又の住宅街の一角にある小さなオートバイショップに独特の「声」が響いた。経営する鈴木裕司さん（69）が声帯を失ったあとに体得した、食道を使う声だ。話す際は、声が出やすいように、首の付け根に開けた10円玉大の呼吸用の穴に手をあてる。

まだ現役世代の60歳の時、実兄と営んでいた自転車店をたたみ、自宅のガレージを店舗にした。古いオートバイを修復し、再び走らせる仕事で、長年の趣味が実を結んだ。しかし、開店後間もなく、耳の痛みがひどくなり、下咽頭《かいんとう》がんが分かる。

咽頭がんは、音楽プロデューサーのつんく♂さんがかかった喉頭《こうとう》がんと同じ「のど」のがんだ。鈴木さんは発見時、進行した「ステージ3」。放射線治療などは「間に合わない」（医師）状態だった。告知後すぐに主治医から治療の選択を迫られた。声帯を摘出する▽声帯は残すが、栄養摂取のためおなかに穴を開ける「**胃ろう**」に▽治療をせず、痛みをコントロールする——だ。

「生きる以外に選択はない」と、鈴木さんは声帯摘出を選んだ。主治医から「もう声は出ない」と言われたが、病院の待合室で、喉頭（声帯含む）を摘出した人を支援する公益社団法人「**銀鈴会**《ぎんれいかい》」（東京都港区）を紹介する本を見つけ、門をたたくことにした。

銀鈴会は1954年に設立された。喉頭摘出者に新たな発声法を伝授し、「早期の社会復帰を手助けする」ことを目的に活動する。秋元洋一副会長は「がん患者は、体だけでなく心も病みがちですが、社会に参加することで立ち直ることができる」と話す。

発声法は主に3種類。電動式器具を首に密着させる方法もあるが、広く採用されているのは「食道発声法」だ。食道などから空気を吐き出す際に、入り口部分を振動さ

胃ろう
食事や薬の経口摂取が不可能、あるいは困難な場合、胃にチューブを通し直接栄養を投与するための穴のこと。鼻からチューブを入れる方法に比べ、患者の負担や苦痛が少ないともいわれている。

銀鈴会
喉頭摘出者の発声訓練団体は全国に58あり、「銀鈴会」はその中核団体として活動。発声教室のほか、歌の会なども開く。03-3436-1820

せて声を出す。早ければ半年の訓練で話せるが、途中で挫折する人も少なくないという。

自らも喉頭を摘出した太田時夫専務理事は「噺家《はなしか》やミュージシャンが、声帯を残して命を失う。そんな話を聞くと、『ここに来てくれていれば』と残念でなりません」と話す。「元の声を失っても、その人にしかできない仕事があるはず。人生観は人それぞれだが、新たな声を得る可能性があることだけは知ってほしい」

会話がリハビリに

鈴木さんも努力して3年で食道発声法を習得し、店を再開した。初めての客も来店するが、皆、話をよく聞いてくれる。「仕事で人と話すこと自体がリハビリなんです。家に閉じこもれば、発声力が途端に衰えてしまう」

5年前には大腸がんも見つかり、**腹腔《ふくくう》鏡手術**を受けた。今は治療を終え、定期的に検査するが、がん再発の不安から逃れることはできない。「仕事をしていなければ、余計なことばかり考えて不安に押し潰されたかもしれない。そうなれば死ぬことを考えたかも」。笑顔が絶えない鈴木さんが、神妙な表情を見せた瞬間だった。

腹腔鏡手術
臍と左右下腹部に小さな穴を3～4カ所開け、そこから筒状のスコープや器具を入れテレビモニターを見ながら行う手術。傷口が小さく済み、術後の回復も早いというメリットがある。

妻（68）は薬剤師として働き、鈴木さんの収入は、自分や孫に使うこともできる。今は週3回、銀鈴会の指導員も務め、自分の経験も伝える。

仕事との両立に壁

2012年度から5年間を対象とする国の「がん対策推進基本計画」には、がん患者への就労支援が盛り込まれており、厚生労働省は2014年2月、検討会を設置し、支援の仕組みづくりが進む。ただ、がん患者がいったん休職して復帰し、さらに治療と仕事を両立するには、依然として多くの壁がある。

がん患者の治療と仕事の両立に向け、病院としての取り組みを研究する聖路加国際病院（東京都中央区）の山内英子ブレストセンター長は指摘する。「雇う側と患者が同じテーブルに着く土壌はようやくできつつあります。一方で、がんに対するマイナスのイメージは根強く、病を公表できない患者もまだ多い」

がん対策推進基本計画

２００６年６月に「がん対策基本法」が成立したことを受け策定。２００７年度から５年間を対象に、「がん予防および早期発見の推進」「がん医療の均てん化（標準化）の促進」などを柱とした。続く２０１２年度から５年間を対象にした計画では、重点課題として「がん治療法のさらなる充実と専門医の育成」「早期からの緩和ケア推進」「がん登録の推進」「働く世代や小児へのがん対策の充実」が掲げられている。

がん患者と労働損失

厚生労働省のがん臨床研究事業として、聖路加国際病院の山内英子ブレストセンター長が代表で行った研究の結果、「がんに罹患《りかん》していることにより、仕事や家事ができないことによる年間の労働損失」は、最大で１兆８０００億円と推計された（２０１１年度のデータに基づく）。そのうち、働く世代が多い乳がん患者の場合の労働損失は１０４２億円と推計された。

4 壁が立ちはだかる

追い込まれた「リタイア」

「ずっと続くと思っていた道がぷっつり途切れ、途方に暮れています」。栃木県に住む陽子さん（53）＝仮名＝は2012年、がんが分かり、ようやく就いた図書館司書の正規職員を半年で辞めざるを得なかった。その失意をいまも引きずっている。

無類の本好き。図書館司書になるため故郷・青森を出て、栃木県の短大で学び、司書の資格を取った。その後、結婚、子育て。資格を生かして公立図書館でパートで働いていた。3年目の2012年春、組織改編で、正規職員となった時の喜びは格別だった。

しかし、半年後、初期の直腸がんが見つかる。入院して腹腔《ふくくう》鏡手術。1カ月も休めば職場復帰が可能なはずだった。上司からも「しっかり休んで」と配慮の言葉があったが、小さな組織のローテーション制で、「職場に迷惑はかけられない」。いったん辞めざるを得なかった。

退院後、「パートで戻りたい」と申し出たが、既に代わりのスタッフが入り、無視された。「この年で、がんにかかった自分には何の価値もないのか」と落ち込んだ。同時期にがんが分かった大企業や役所勤務の知人は皆、元の職場に復帰している。陽子さんは病を明かさず、ようやくアルバイトの職を得た。「自分はぜいたくなのだろうか」。やりきれない思いが続く。

苦悩するシングルマザー

働く世代のがん患者の多くは、仕事を続けなければ生活が立ち行かない。「子どものため、あと10年は生きなければ」と話す福岡県在住の契約職員、真美さん（46）＝仮名＝はシングルマザーだ。長男（22）は独立したが、次男（10）には障害があり、特別支援学級に通うために送迎が欠かせない。

クリニックの契約の看護助手として働いていた2014年2月、膣《ちつ》がんが見つかった。医療現場だが、以前、がんになった同僚のことを思い出し、打ち明けなかった。最初は「無理しないで」と気遣われても、やがて休むたびに陰で何か言われるのが分かるからだ。

しかし、治療のための入院が必要となり、看護師長と事務の担当者にのみ話した。契約更新時期の直前で、クビを覚悟したが「あなたは必要な人」と言ってもらえた。

3カ月の入院の後、復帰した。当初は有給休暇を使いながら時短で働き、1カ月後には通常勤務に。仕事はベッドメーキングなどで体力を使う。放射線治療の後遺症で疲れやすく、足のしびれもあるが、一人の動きが悪ければ他のスタッフに負担がかかるため、懸命にこなしている。

治療費は公的な「ひとり親家庭等医療費助成制度」で基本的には免除されたが、体力的にも経済的にも余裕はなく、綱渡りの生活が続く。

「再発しても、もう治療は受けられないかもしれない」。次男が環境の変化に弱く、パニックの発作を起こすため、次に入院が必要な時にはもう高齢の親に任せられない。この先の雇用の保証もなく、不安は尽きないが、今は好きな仕事が続けられることを幸せに感じる。「患者さんに会うのが楽しみ。人と関わることが生きがいにつながります」

2015年の取材から1年。真美さんは、放射線治療の後遺症に悩まされながらも、変わらず仕事を続けている。今のところ再発はなく、定期検査も半年おきとなり、「嬉しくもあり不安でもある。複雑な気分」と言う。「母子家庭で貧困からはなかなか抜け出せません。貧富の差が広がる今の時代、がんの治療自体を断念する人も少なくないのでは」

再発したとしても治療を受けるかどうか、答えはまだ出ない。自分に何かあった時でも支援が受けられるよう、次男は特別支援学校の中等部への進学を決めた。真美さんの不安な日々はまだ続く。

ひとり親家庭等医療費助成制度

母子家庭や父子家庭の親、また親がいない児童を養育する人に対して、公的医療保険の自己負担分から一部負担金を差し引いた額を助成する制度。ただし入院時の差額ベッド代や食事代、さらに予防接種や健康診断などは原則、助成されない。また、限度額以上の所得がある人や生活保護受給者らは対象外となる。自治体によって多少の違いがあるため、利用する際は、まず窓口に問い合わせる。

管理職に戻れない

がんにかかる人の数は、50歳を超えると男性が女性を上回り、50代前半から急激に増加する。会社員なら管理職に就く年代だ。埼玉県在住の久雄さん(58)=仮名=は、大手スーパーの店長で56歳だった2013年に大腸がんが見つかった。同年4月に手術。4カ月の休職の後に復帰しようとした矢先、今度は肝臓への再発転移が見つかる。

会社は、がん患者の就労に積極的に取り組んでいるとして、自治体から表彰を受けていた。窓口の担当者は熱心な対応で、復帰に向けて面談を重ねた。しかし次第に抗がん剤治療の副作用が強くなり、手足の先が痛み、フルタイムでの復職は難しくなった。とはいえ事務職に正社員のポストはない。「別の職種も提案されたけれど、なかなか踏み切れなくて」

休職期間中は無給で、互助会からの見舞金と健康保険の「傷病手当金」を受けた。しかし傷病手当金の支給は2015年1月で終了。同年3月が復帰する期限だったが、思案の末、58歳の時に選択定年制度を利用して退職することにした。

　退職後の家計について、年金が受けられる62歳までのシミュレーションを重ねた。退職後数カ月は雇用保険から「失業給付」を受け、さらに公的年金の「障害年金」も受給資格を得ていた。退職金で家のローンを払い、妻（59）のパート収入と、預金を切り崩して生活費に充てる。二人の娘は社会人で、同居する次女も給料の一部を家に入れてくれる。

　がんは今のところ、画像上に腫瘍が見えない「**寛解**」状態だが、この先どうなるかは分からない。「58歳で引退は早いと思うが、治療しながらの再就職はハードルが高い。在宅でできる仕事がないものか」と話す。病状も生活状況も違う患者それぞれに、きめ細かく対応できるような仕組みができないものか。「がん患者を安定雇用するには、企業努力だけでは限界があるのではないでしょうか」

寛解
完治とはいえないものの、病状が落ち着き、臨床的に問題がない状態を指す。血液のがんや遠隔転移している場合などは、寛解が最も望ましい治療結果であるともいわれている。

がん診断後の就労と収入の変化

厚生労働省の研究班（代表・山内英子聖路加国際病院ブレストセンター長）が乳がん患者に対して2013～2014年度にアンケート調査を行った結果、がん診断後も以前と同じ就労状況を続けている患者は53・0%、依願退職は15・0%、転職は12・0%。以前と就労状況が変わった人のうち40・4%は年間の収入が減った。

5 仲間とともに乗り越える

素直に泣ける場も必要

「言葉にならなくても分かり合える。ここに来て本当に良かった」

2015年4月下旬。東京・築地にある聖路加国際病院内の一室。がんの診断が下ってから復職するまでに何が必要かを学べるプログラム「**就労リング**」に参加したがん患者たちが涙をぬぐった。

就労リングは、厚生労働省のがん臨床研究事業の一環として、同病院の乳腺外科医、山内英子ブレストセンター長を中心に研究・開発された。がんで治療中、または治療を終えた患者が集い、就労について学んだり、話し合ったりする。1日60分、計3日

就労リング
年齢、性別、部位を問わず、全てのがん患者が参加可能。
問い合わせ先　聖路加国際病院相談支援センター
がん相談支援室
03-5550-7098

間。病院のスタッフが進行役となり、社会保険労務士や産業カウンセラーらの専門家も同席する。

この日の就労リングに参加した患者は、乳がんや大腸がんを患う4人の女性。ステージ（進行度）はさまざまだが、全員が治療を続けていた。すでに職場復帰した人もいれば、まだ休職中の人もいる。「申請したのに（健康保険の）傷病手当金がおりない」「（患者の自己負担を軽減する）**高額療養費制度**を賢く使うには」。疑問には、その都度、専門家が答えてくれる。

話題は自然に参加者が日々抱える悩みに向かった。「独身だから経済的な不安が大きい」「職場で良かれと思ってかけられる言葉

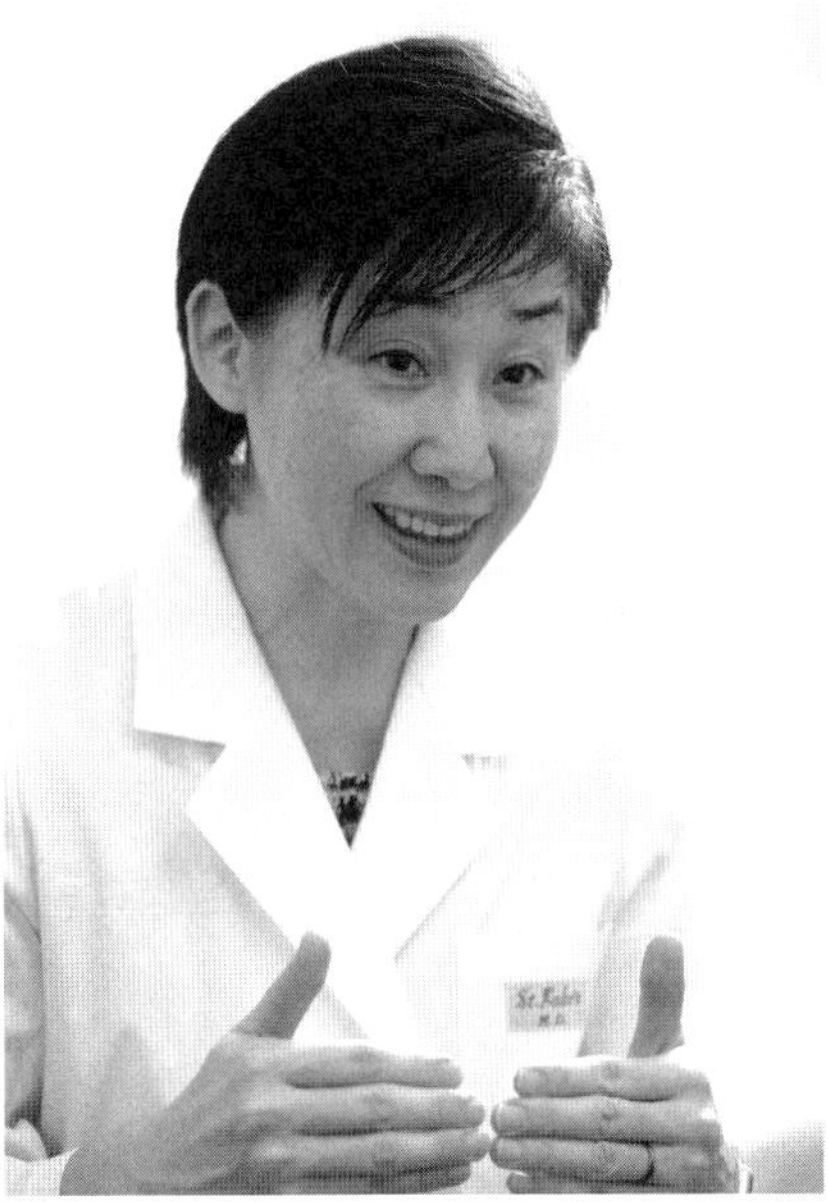

「いろいろな背景を持つ人がともに生きてゆける社会を」と話す山内英子・聖路加国際病院ブレストセンター長＝東京都中央区で、小出洋平撮影

高額療養費制度
月初から月末までに支払った医療費の自己負担額が高額になった場合、一定の金額（自己負担限度額）を超えた分が後で払い戻される制度。自己負担限度額は年齢、および所得によって異なる。

がつらい」「時短で働きたいが、言い出す勇気がない」――。他では言えないがん患者としての悩みが次々とあふれ出る。

「気持ちがまだ不安定で」と、手術後間もない参加者が、話している途中で涙ぐんだ。つられるように、それぞれの言葉にならない思いが涙となり、4人ともハンカチを手にした。「ここでは素直に泣ける」。思いを共有できた喜びを胸に、参加者は、治療と仕事の両立に向けてそれぞれ歩み始める。

「歌える限り歌う」

プロの合唱団に所属する東京都在住の順子さん(44)=仮名=も2014年、就労リングに参加した。2013年4月に乳がんが発覚。すでに肺に転移があり、医師から「予後(余命)は3年」と言われた。セカンドオピニオンで山内医師と出会い、「仕事は辞めないで」と就労リングに参加するよう勧められた。

ずっと歌を仕事に生きてきた。「仕事を辞めることはいつだってできる。続けられない時が来ることも分かっている。でも、歌える限りは歌っていたい」。それが順子さんの選択だった。

仕事と両立がしやすいよう、内服の抗がん剤で治療を始めた。脱毛はない代わり、頻繁に下痢に襲われ、日がたつごとに手足の皮がむけてくる。やがてハイヒールが履けなくなり、ナースシューズで舞台に立った。夏の暑い時期、厳しい練習が必要な公演は、体調のことを考えて自主的に降板した。

仕事仲間の団員たちには、病を打ち明けた。初めは何かと気遣われたが、今は普通に接してくれる。地方公演も多いが、いつか旅ができなくなる時が来るかもしれない。「そうなった時のことも考えなければ。でも形は変わっても続けられる範囲で歌っていきたい」

就労リングで一緒だった仲間たちとは、今も親しく付き合っている。「収穫はいろいろありましたが、同じ働く患者仲間ができたことが何よりの財産かもしれません」

2015年の取材から1年。順子さんは今は点滴の抗がん剤治療を受けている。今後も点滴での治療が続くことを考え、CVポート（皮膚の下に埋め込み、薬を血管に注入するための機器）の手術を受けた。これで血管痛も避けられる。医師が「衣裳を着ても見えない位置に」と考慮してくれたのがありがたかった。

進行がん発覚から3年余。点滴の抗がん剤になれば演奏旅行は無理だろうと思っていたが、なんとかやりくりして今に至っている。脱毛や関節の痛み、胃のもたれなどがあるものの、今のところ治療は奏功している。

「これからも心や体に変化が起き、選択や決断を迫られることの連続だと思う。でも、その都度なるべく冷静に判断していけたら」と順子さんは話す。

課題はまだ多く

がんの中でも乳がんは若い年代で発症し、たとえ進行したとしても、長期生存する患者が多い。山内医師は診察時、患者から仕事についての悩みを聞く機会も多かった。しかし、医師がそれに対してできることは限られている。「医師は患者さんから投げられたボールを、またどこかに投げなければなりません」。その先の一つが病院の相談支援センターであり、また就労リングが大きな受け皿になるという（表3参照）。

治療と仕事の両立は容易ではない。例えば点滴による抗がん剤治療は時間もかかるため、数時間は職場を離れざるを得ず、患者の多くは有給休暇を使うことになる。山内医師は「厚生労働省も解決策として、土日の診療を可能にしようという動きがあります。でもそうなると、今度は患者が心身を休める暇がなくなってしまう」と懸念する。

課題はまだまだ山積みだ。「がんに限らず、いろいろな背景を持つ人が共に生きてゆかなければなりません。人と違って当たり前。がんであっても隠す必要がなく、互いを認め合う。そんな社会にしなければ」

表3：がん告知から復職するまでに必要なこと

利用できる制度を確認する	就業規則にのっとった企業内制度
	健康保険などの公的制度
労働条件を確認する	労働法の考え方を知る
	雇用に関わる社会保障制度を知る
今後の見通しを把握する	病状とこれからの治療について
	治療のスケジュールと起こりうる副作用など
	治療中に注意すべきことを会社に伝える
	誰にどこまで伝えるかを決める
	自分の状況や見通しを定期的に報告する
仕事に対する価値観を確認する	仕事に対する気持ちを整理する
	仕事の優先順位を見直す
	必要なら新しい仕事を探す

（「就労リング」のプログラムより）

6 お互い様と言える社会に

最後まで働き続ける

社内のがん患者の治療と仕事を両立できるように取り組む優良な企業として2015年3月、東京都文京区の建設会社「松下産業」が、都から表彰された。同社は採用に始まり、勤務状況や配属、研修、健康管理、子育て・介護支援など、社員約230人の総務・人事分野を横断的にカバーする「ヒューマンリソースセンター」を持つ。

センターはがん患者にとっても一括して相談できるワンストップの窓口として機能している。

がんだと告知を受けた後、気持ちは混乱しがちだが、一方で決断しなければならないことは多い。「公的な社会保障制度は？」「どんな手続きが必要なのか」「これまでと同様に働き続けられるか不安」――。センターはそんな疑問や不安に答えてくれる。また、個別の事情を抱える社員に対応するため、産業医や社会保険労務士とも連携を取っている。松下和正社長は「明日は我が身、お互い様なので」と自然体だ。

「会社にはがんだと言いたくない」「同僚に言えない」などの不安を抱き、がん患者であることを隠すケースも多いが、同社の場合は社員が会社に病気について打ち明けやすい環境だ。もとより同社では年2回、社長を含めた役員と面談の機会があり、健康面などさまざまな情報を共有している。そのため、がんになったとしても報告の抵抗感は薄いようだ。

同社の立川孝雄さん（57）は自らががんであることをつづった文章を、社員が見られる社内の情報ネットワークに寄せた。2013年7月に悪性脳腫瘍が発覚、同年12月の再発を経て、2015年5月現在は、月3、4回の通院をしながら働いている。「会社の誰もが自分の病気を知っているから不必要な遠慮もなくものを言ってもらえるし、こちらもものを言える」と情報を同僚に開示することの意義を語る。

「何も言えないと遠慮が重なり、遠慮が憎しみに変わってしまう。それは決して良いことではないと思うんです」

　治療中は、センターの社員が病院を訪れ、取得できる休暇や使える制度を情報提供してくれた。「おかげで安心して休むことができた。会社には本当に感謝しています」

　仕事内容は、がんだと分かる前と特に変わりはない。睡眠と休養を十分に取る必要があることから、夜勤や残業を外してもらうなど配慮してもらっている。

　自身の経験を踏まえて若い社員には「病気になっても一人で抱え込むな」とアドバイスしている。

　立川さんは「立ち止まらず、できることを粛々とやる。今ある現状を素直に認め、後ろを向かず、前へ歩いていく。自分の未来を決めつけてはいけないと病気

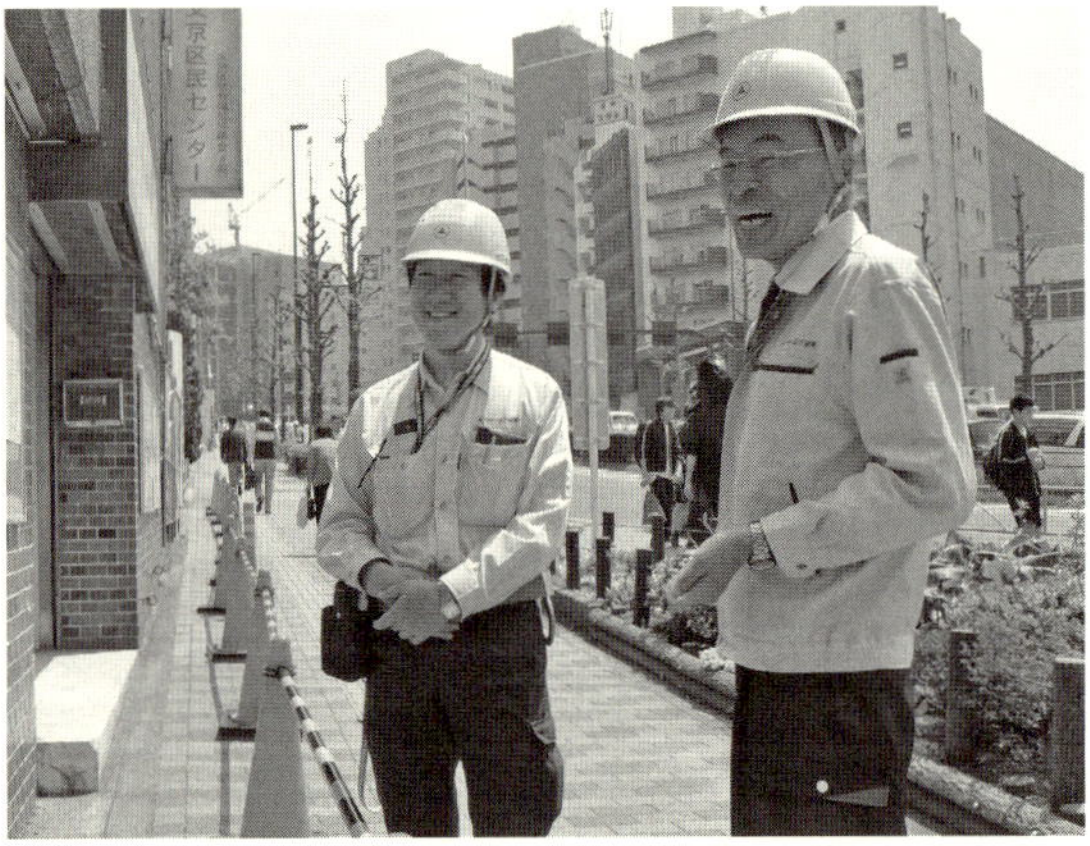

現場で同僚と話す立川孝雄さん（右）は「前を向いて、自分のできる限りのことをやる」＝東京都文京区で、山田麻未撮影

になってからつくづく思うんです」。

取材の後も、立川さんは入退院を繰り返しながら仕事を続けた。２０１６年の初め、脳の難しい場所に腫瘍ができ、**サイバーナイフ**（定位放射線治療器）で治療したが、体調は除々に悪化。7月10日に59歳で息を引き取った。

妻の典子さん（58）は、「ほんの数カ月前まで、あまりに普通に働いていたので、この生活がずっと続くのではと思ったことも」と振り返る。「最後、もっと休んで旅行に行ったりしたほうが良かったのでは、と思う気持ちもあります。でも本人は、働いていられることが幸せだったのではないでしょうか」

サイバーナイフ
がん先端医療の一つ。ロボットアームの先に取り付けられた放射線治療装置が患部に集中的に放射線を照射。周囲の正常細胞にダメージを与えず腫瘍細胞を破壊する。装置内に頭部を固定し、患部にガンマ線を当てる「ガンマナイフ」も効果が期待できる。

いまだ根強い誤解

がん患者の就労問題を研究する国立がん研究センターの高橋都・がんサバイバーシップ支援研究部長は「偏見はまだまだある」と言う。

高橋さんが代表を務めた厚生労働省の研究班が一般市民約２４００人を対象にした調査（２０１１年）によると、「日本人の二人に一人が一生のどこかでがんと診断される」と知っていたのは1割未満だった。「がんが進行していると言われれば、それだけで『5年後にはいない』と思ってしまう。ひょっとすると『1年後もいないかもしれない』と思う。しかし、がんの種類や人によって全然違う。治療は日進月歩。早期がんはもちろん、進行がんでも長期的に社会生活を送る人は少なくない」とし、誤ったイメージがいまだに根強いことを指摘する。

企業はコミュニケーション不足から社員の正確な病状把握ができていない課題を抱えがちだ。高橋さんが重要な点として挙げたのは「何よりも個別の状況把握。恐らくこうだろうと決めつけないこと。本人の働く意思と治療スケジュールなどを確認してほしい」。

しかし一方で、患者への配慮をすると周囲の負担が重くなることにつながりかねない。「本人への公平性と周囲への公平性の両方が必要。個別の状況に応じていかにバランスを取りつつ配慮するか。そこが人事担当者の企画力であり工夫力」と強調する。

働く意欲と能力がある人が、不正確な情報で辞めてしまう現状はまだ絶えない。「『辞めさせるな』とか、『がん患者は特別扱いをすべきだ』という主張ではありません。ゴールは公平性。患者一人一人が納得できるような対応を企業にも求めたい」と訴える。

人事担当者が押さえておきたいチェック項目とポイント

□健康問題で休む従業員の存在を把握する
　→相談しやすい関係、サポート体制を作る

□情報管理・プライバシーの保持
　→病名の周知範囲は本人と相談して検討

□休職中の業務の引き継ぎと再配分
　→特定部署、人物へ過度な負担がかからぬよう調整する

□主治医から必要な医療情報を得る
　→医療情報を得る時のコツを押さえる

□就業配慮を検討する工夫
　→職場に貢献してもらう体制を整える

□あると役立つ社内規則・規定
　→職場に貢献してもらう体制を整える

(「企業のための『がん就労者』支援マニュアル」を参考に作成)

第5章 自分らしく生きる

1 胸がなくなるということ

「受け止められん」

「胸がないのを見るのは、何より勇気が必要でした」

2015年9月、タレントの北斗晶《ほくとあきら》さんは退院後に開いた記者会見で、一言一言に思いを込めた。

北斗さんは、右胸の乳頭の真下に2センチの腫瘍が見つかり、手術を受けた。脇のリンパ節に転移があり、病期でいえば「**ステージ2b**」。ステージは初期の「0」から、進行性の「4」までの5段階で示される。乳がんの手術は、初期で見つかれば部分的に切除して乳房を少しでも温存できるが、全摘出が必要なケースもある。北斗さんの場合も「全摘」で、ブログにも、手術後の胸をなかなか直視できないつらさがつづら

ステージ2b
乳がんのステージは、「がんの大きさ」「リンパ節への転移の有無」「他臓器への転移の有無」で判定。「2」は筋肉の層を越えやや広がっているがリンパ節転移はない段階、または腫瘍は広がっていないがリンパ節に少し転移している段階を指す。（乳がんのステージに関する詳しい情報は210ページを参照）

れていた。
女性の象徴である乳房を失う。そんな乳がん患者の悲しみは計り知れない。

「体に大きな傷が残り、異形《いぎょう》の者に成り果てたという心境でした」。福岡県在住で、仕事を持ちながら14歳を頭に4人の子育てに追われる悦子さん（49）＝仮名＝は2011年秋、「安心するために」受けた人間ドックで右胸にステージ1の乳がんが見つかった。「まさか自分が」。当時、末の息子はまだ1歳。授乳をしながら眠る時間が何よりの幸せだった。腫瘍は小さいながら広がっていて、医師からは全摘を勧められたが、結局4分の1ほどを切除した。その約3年後の2014年、今度は左胸に腫瘍が見つかる。「この世が終わったかのような衝撃でした」。腫瘍が乳管内にとどまっている「非浸潤《しんじゅん》」のステージ0だったが、右と同じく広範囲に広がっていた。乳首は残せたものの、乳房のほとんどを摘出せざるを得なかった。

ステージだけで考えれば初期のがんだ。しかし周囲の人から「早く見つかって良かったね」と言われると、「見つかった時の私の気持ちが分かりますか」と問い返したくなる。良かれと思ってかけられる言葉にも、深く傷ついた。休職中、子どもたちを学校に送り出して一人、家事をしていると、不意に涙があふれる。「何も悪いことをしていないのに、なぜ私が……」

しばらくたち、「がんであることをまだ受け止められん」と親しい看護師に話すと、「永遠に受け止められんかもね。そのままいくしかない」と包み込むように言われ、「今のままでいいんだ」と少し楽になった。

最初に乳がんが分かってから5年近くがたった。気持ちはまだ揺れている。あの時、検査を受けていなかったら、また別の人生があったのではないか。乳房再建は、まだ考えられない。「今度、入院しても、子ども4人の面倒を見てくれる人はいません」。夫(52)は「僕はおっぱいと結婚したわけじゃない」と言ってくれる。その言葉は悦子さんの救いだ。

乳房を再建する

今は乳房再建の技術が進み、選択肢は広がっている。生死には直接関わらないだけに、選択は患者に委ねられている。形が変わっても自分の胸を残す「部分切除」か、再建を前提に全摘するか、それとも「全摘」だけを行うのか——。

「胸を再建する過程は楽しかった。毎回、少しずつふくらむのが嬉しくて」。東京都在住で、大手企業に勤める恵美子さん（53）＝仮名＝は、左右両方の胸を再建した。46歳の時、人間ドックで左乳房にがんが見つかった。初期だったが、腫瘍が広がっていたため、全摘手術が必要だった。事実婚のパートナーが進行性大腸がんで闘病中だったので、「自分のことは早く片付けよう」と気持ちを奮い立たせた。「胸が1個や2個なくなっても私は私」。そう思いながらも、手術が近づくと、好きだった胸を失くす自分がかわいそうに思えた。「乳房には幼少期からのいろいろな思いが詰まっている。他の臓器とは違うんです」

再建には大きく期待していたわけではない。「胸がないよりあったほうがいいかな」という軽い気持ちだった。治療を受けたがん研有明病院には、当時「再建研修会」があり、形成外科医や体験者の話を聞いたり、実際に再建した胸を見せてもらったりした。この時、知り合った先輩患者たちには何でも相談でき、後々まで助けられた。

乳房再建には大きく分けて2種類ある。自分のお腹の脂肪や背中の筋肉などを使う「自家組織」なら、体温もあって柔らかい。ところが恵美子さんの場合は、反対側の胸にもがん発症の恐れがあった。シリコンなどを使う「インプラント」のほうが、両胸の形をそろえやすい。後々のことを考えて悩みを深めたが、「自家組織で」と背中を押してくれたのは、形成外科の主治医だった。「自分なら自家組織であなたに合った胸を作ることができる」。患者の人となりを見極め、「その人の望む再建を」と全力を尽くしてくれる医師に出会えたことに、今でも感謝している。

再建が終わり、自分の服が以前と同じく体にフィットした時、「これでもう大丈夫」と思えた。取り戻したのは胸の形だけでなく「自分自身」だった。

ところがその翌年、右乳房にもがんが見つかる。今度は「部分切除」も可能だったが、恵美子さんは全摘してきれいに再建することを選んだ。ただし二度目は自家組織は使えず、インプラントになる。切除手術が終わり、再建を進めていた数カ月後、パートナーが亡くなった。最期は、恵美子さんの左胸に頭をもたせかけたまま旅立ったという。自家組織で体温も柔らかさもある胸だ。「再建していなかったら、きっと安心感を与えられなかった。私からの最後のプレゼントになりました」

しばらくは何も手に着かなかったが、半年後にようやく心が落ち着いた。しかしその頃には体重が10キロ近く減り、再建した左胸は痩せてしぼんでしまっていた。主治医は「美しさは大きさではない」と、左胸の形を整えたうえで右胸の再建に取りかかろうとしたが、恵美子さんは立ち止まった。「大きさもそのままの元の自分に戻りたい」。左にも薄いインプラントを入れてボリュームを出すことを提案。医師は「お気持ちは理解しました。まかせて」と快く受け入れてくれ、無事に左右とも元の大きさの胸に戻った。

体の一部を失っても

乳房再建は、かつて自家組織のみが保険適用だったが、2013〜2014年、インプラントによる再建も全て保険適用となった。「がんを切除するだけでなく、形を回復して心や日常を取り戻すところまでが治療と認められた。素晴らしいと思う」と恵美子さんは話す。乳がんの仲間には、50代になって「恋をしたから」と、再建した人もいるという。「みんなハッピー。お互いのおっぱいをほめ合っています」

恵美子さんの場合、乳頭と乳輪は作っていないが、薄い水着を着ても気にする必要がないため、このままでいいと思っている。「どこまで必要かは人によって違う。でも、再建自体は、やって悪いことはないのでは」。乳房を全摘すると、再建後でもきついブラジャーをつけているような違和感があり、ともすれば背中が丸くなりがちだ。「せっかく取り戻したのだから胸をはろう。そう思って肩を広げると、視野も広がる気がします」。恵美子さんは始終、晴れやかな笑顔だ。

再建をするかしないかは、人それぞれだ。以前は今より選択肢も少なかったし、費用の問題も大きかった。乳房を全摘した患者は、歳月が流れると、喪失の悲しみが癒えるのか。乳がん患者会の「アイビー千葉」が２０１４年7月、会員を対象にアンケートを行ったところ、全摘後、主に5～20年たった63人のうち９人が「胸が平らであばらが見えることが今もつらい」と答えた。一方で、33人は「直後はつらかったが、今はあまり気にならない」と答えた。

がんで体の一部を失うのは乳がんだけではない。「アイビー千葉」代表の齋藤さんは、がん経験者が患者の精神的サポートにあたる「ピアサポーター」でもある。活動の場のサロンには、胃を全摘した胃がん患者やストーマ（人工肛門）を備えた大腸がん患者もやって来る。「『治療中、つらくて電車に飛び込もうかと悩んだが、察知した先生に声をかけられて踏みとどまった』なんて人もいます。でも大抵の方は手術後の体を受け入れ、不具合をかわす方法を会得して、後遺症と上手に暮らせるようになる」

喉頭がんで声帯を失い、新たな発声法を学ぶ音楽プロデューサーのつんく♂さんも、前向きにがんに立ち向かう姿を示している。

2 打ち明けられない性の悩み

「自分は傷もの」という思い

「がんで死ぬのは怖くない。私の場合、がんになって一番つらいのが『性』の問題です」。東京都在住で精神医療に携わる麻子さん(47)=仮名=は悩みをそう打ち明ける。

2012年末、乳がんと診断され、手術で右胸を全摘出した。医療現場で人の生死に寄り添ってきたこともあり、「告知されても不思議なほど冷静でした」。しかし、乳房全摘には強い抵抗があり、「自分の体で好きな部分だったから喪失感もとても大きかった」。再建術について知識もあったので、医師から「全摘」を告げられた際、すぐに「**同時再建**」を申し出た。

麻子さんの場合は、乳房摘出と同時に再建のためのエキスパンダー(皮膚拡張器)

同時再建
乳房の全摘手術と同時に乳房を再建すること。麻酔から覚めた時、乳房の膨らみを感じられることで、精神的ダメージが少ないとも言われている。

を入れ、少しずつ生理食塩水を加えてふくらみを出し、最終的にシリコンに入れ替えた。約半年後に再建は完成。乳首は左の乳首から部分移植し、入れ墨で乳輪を作った。再建した乳房は、一見すると自然だが、触れると分かる。傷痕は薄く残り、乳首には感覚がない。手術後、再発防止のホルモン治療で生理を止めることになり、不安は増した。「私の体はいったい、どうなるんだろう」

麻子さんには離婚歴があり、この先結婚を考えているわけではない。しかし、やはりパートナーは欲しい。切除手術の直前、心ときめく男性に出会った。良い関係を築き始め、がんであることは打ち明けられたが、部位はどうしても口にできなかった。今でも仕事上の付き合いはあるが、それ以上の関係に進めないでいる。「この体をさらしたくない」

麻子さんには、他に長い付き合いの男性がいた。結婚には至らないが、気心が知れ、たまに性交渉を結ぶという関係だった。再建して数カ月後に会った際、自然と体を寄せ合った。セックスの後、「実は不安だった」と打ち明け、素直に相手に感謝した。

性行為自体ができることには安堵したものの、「自分は傷もの」という思いからは逃れられず、もんもんとした気持ちを今も抱えている。麻子さんは「こんな自分を恥じている」と声を落とす。40代半ばを過ぎ、打ち込める仕事も持ちながら、「まだ『女』を捨てることができない」。仕事では、相談者から同じような性に関する悩みを打ち明けられたとしても、「何も恥じることはない」とアドバイスできる。しかし、自分のこととなると話は別だ。「悩んでいる人は多いはず。でも性的なことはなかなかオープンにできない」

麻子さんは、同じ精神医療に従事する仲間に悩みを打ち明けることができ、気持ちは少し楽になった。それでも「心から好きな男性とセックスし、今の私で大丈夫だと言ってもらえた時、本当に楽になれると思う。そんな日が果たしてくるのでしょうか」。

相手を思いやる

「性の問題はQOL(生活の質)の最後に置かれがちです。医師も性について教育されておらず、きちんと対応できない」。千葉市の産婦人科医で、性の相談にも応じる大川玲子さんは、有志で作る「日本がんと性研究会」で医療者向けの研修も行う。

がん治療後は部位により、性生活を送るうえで特有のさまざまな障害がある。女性ホルモンの低下や性器の変化で、性交痛などを生じたり、脱毛や乳房の喪失、人工肛門で性生活に抵抗感が生まれたりする。声を失うことで以前と同様の性行為が楽しめなくなる可能性もある。

また、病がきっかけでセックスレスになったり、苦痛なのに行為を強いられたりということもあるが、いうケースも少なくないという。「妻ががんになり、当然とばかりに浮気をする夫もいる。パートナーとの関係性が大きい」と大川医師。

単に苦痛を除くなら、女性ホルモンを補ったりゼリーを使ったりする方法もある。「多少、膣《ちつ》の萎縮があっても、ていねいに刺激すれば、きちんと潤う場合もある。快感が得られる場所も、胸や性器だけとは限りません」。相手を思いやり、新たな方法を模索することも必要だ。「男性が前立腺がんで機能を失う場合もある。女性同様、男性も行為そのものでなくスキンシップに重きを置いてほしい」

生殖機能を残したい

若い世代の患者にとっては、治療で生殖機能を失うことも大きな問題となる。

東京都の会社員、綾子さん（31）＝仮名＝は２０１１年、大腸がんと診断された。既に病巣は大きく、医師が提示したのは直腸や子宮などを全て摘出する「**骨盤内臓全**

骨盤内臓全摘術
がんが広がっている周辺の臓器を全て摘出する手術。かなり進行した大腸がんでも根治が期待できる反面、患者の負担も大きい。排便、排尿、生殖にかかわる機能などを失うこともある。

摘術」だった。「将来、子どもが産めなくなるかもしれない」。その事実を突然、突きつけられた。

セカンドオピニオンを受けた病院では、抗がん剤で病巣を小さくして切除する方法を提案された。担当医からは将来の妊娠の可能性について「症例が少なく、影響がないとは言い切れない」と告げられた。「今後の人生を考えると、その手術には踏み切れなかった」

綾子さんは自ら情報を集め、都内でも大腸がんの症例が多い病院を見つけてサードオピニオンを求めた。医師には「可能なかぎり子宮を残す方法を」と伝え、選んだのは病巣を小さくせずに切除する方法だった。子宮は残したが、切除範囲が大きくなるため、排せつに支障が出るリスクも高い。しかし「QOLが下がることがあっても妊娠の可能性を残したかった」。

大川医師は説明する。「昔と違い、今は縮小手術で機能を残すという傾向にあります」。臨床技術が向上し、たとえ卵巣を取っても「**卵子凍結**」で卵子温存ができる。「その場合は科や病院をまたいだ連携が必要。現状では病院によって技術の差もあり、課題は残ります」

綾子さんの手術は成功し、一時的にストーマ（人工肛門）を装着したが、今は通常

卵子凍結
採卵した卵子を凍結保存して妊娠を望む時期に解凍、体外受精をして子宮に戻す。2013年に日本生殖医学会が、健康な未婚女性が将来に備え卵子を凍結保存することを認めるガイドラインを決定したことで注目を集めるようになった。

の生活を送る。「別の選択肢もあったかもしれない。でも、その時自分がベストだと思ったからこそ後悔なく治療に臨めた。医療者も患者本人も患者それぞれの価値観を大切にしてほしい」

3 生き生きできることがゴール

外見の変化、苦痛多く

国立がん研究センター中央病院（東京都中央区）アピアランス支援センター長で、臨床心理士の野澤桂子さんの調査によると、治療に伴う身体症状の苦痛の多くは外見（アピアランス）の変化によるものだ。脱毛や体のむくみ、皮膚障害、ストーマなど。野澤さんは「これまでの医療では、吐き気やだるさなどにばかり目が向いていた」と解説する。

同センターには、治療で外見の悩みを抱える患者が相談に来る。単に美容上のテクニックを伝えるだけなら、メーカーを紹介すればいい。しかし不安の本質は、外見の変化によって社会とつながれなくなることだという。

「女優のようにきれいになったとしても、生き生きとできなければ意味がない。元々の人間関係の中で、その人らしくふるまえることがゴールです」。外見の変化を隠すことだけに意識が向けば、不自然なふるまいになる。ウイッグ選びのポイントも「自分で似合うと思えること」だ。

ある女性は「明日、仕事に復帰するけど、職場できっと泣いちゃうから、消えないまゆげとまつげが欲しい」と相談に訪れた。野澤さんが「泣いちゃうほど温かい職場なら、気にしないで泣いちゃえば？　もし目がパンダになっても誰も笑わないでしょうし、一緒に泣いてくれるかも。でも何より、そんな環境に戻れることが本当に幸せですね」と伝えると、患者は一気に笑顔になった。「外見を気にするあまり大切なものを見失わないよう支援する。これも医療の仕事だと思っています」

「病気以外のことに意識が向けば、病気の不安は小さくなる。半年前まで泣いていた患者も、明るい顔で復帰の報告に来てくれます」と野澤さんは話す。

美容が力になる

東京・築地のマンションの一室に、がん患者向けのエステサロン「**セレナイト**」が

セレナイト
http://celenite.net/about/

ある。運営するさとう桜子さん（50）は、「見た目が変わると、外に出る勇気も出ます」と話す。治療中で家に引きこもっていたのに、さとうさんにメイクレッスンを受けた翌日から会社に行けるようになった患者もいるという。

さとうさん自身も2011年、子宮体がんの診断を受けた。リンパ節転移もあったため、2度の手術を経て抗がん剤治療を受ける。当時、外資系の化粧品会社で美容事業のトレーナーとして働いていたが、薬の副作用で顔がむくみ、まゆげもまつげも抜け、肌もぼろぼろになった。仕事上、見た目は大事だ。いくつかのエステサロンの門を叩いたが、がん治療中ということで断られるか、受け入れられたとしても、カウンセリングで何度も病について説明しなければならない。がんについて興味本位で質問されることも多く、また、かつらを取った頭やまつげも眉もない顔をじろじろと見る視線にも耐えられなかった。リラックスをするために行く場所で、逆につらい思いをする。さとうさんは「何も悪いことをしたわけではないのに」と落ち込んだ。

入院中、同室だった子宮頸がんの女性（32）と仲良くなった。女性は結婚式を控え、ブライダルエステを受けるつもりだったが、やはり受け入れてもらえなかったという。「自分たちで、がん患者のためのサロンを作ろう」。さらに仲間を募り、サロン開設のために奔走した。しかし女性は転移を繰り返し、やがてホスピスに入った。家具をはじめインテリアは、さとうさんが店先から女性にメールで画像を送って相談し、二人で選んだ。入院などで自然から遠ざかっているお客が多いことを想定し、内装は茶と緑がベースのナチュラルな雰囲気にしようと決めた。

こうしてサロンが完成し、内覧会を開いた2日後、女性は息を引き取った。彼女の遺志も継ぐべく、さとうさんは慣れない経営に乗り出した。オープン直後は苦労が多く、今も経営的には順調とは言えないが、講演会などもこなしながら何とか営業を続けている。

サロンには、さまざまなお客が来る。「治療にがんばった自分へのごほうび」とマッサージを受ける患者もいれば、「最後、一度だけきれいにしてほしい」とメイクを希望する患者もいる。ほとんどが、単にエステを受けに来るのではなく、癒しを求めてやって来るという。同じがん経験者としてさとうさんに話を聞いたり、また悩みを打ち明けたりしたいのだ。家族が付き添いで来ても、最後、「さとうさんと二人きりで話したい」と頼む人も少なくないという。

初めてのお客が来る時は、日に一人しか予約は取らない。「話しながら泣いてしまう方も多くて。『時間が来たから終わりです』とは言えません」。脱毛した人にはまず、かつらを置くウィッグスタンドを出す。家族の前でもかつらが取れない人も多く、それだけで「リラックスできる」と喜ばれる。普段は入眠剤を飲まなければ眠れない人も、ここでマッサージを受けるといびきをかいて熟睡するという。

最近、「今日は特別な日にしたい」と、50代の女性がおしゃれをしてやって来た。抗がん剤治療中で肌は黒ずみ、すでに「身の回りの整理を始めている」と言う。ていねいにメイクを施すと、どんどんきれいになり、少女のような笑顔ではしゃいだ。帰り際に「もう会えないと思う」と言い残したが、翌日、「うれしくてメイクが取れなかった。また会いに行きます」と連絡をくれたという。

さとうさんは日々、美容の力が大きいことを実感している。お客を見送る機会も多く、心が折れそうになる時もあるが、「ここに来たい」「ここは必要な場所」と言ってくれる人がいる限り、サロンを続けていくつもりだ。

4　がんになったからこそ輝ける

サバイバーがファッションショー

思い思いのドレスをまとった女性がさっそうと歩く。28人全員が乳がんサバイバーだ。２０１５年７月、東京都江東区で開かれたファッションショー。会場は、大きく温かい拍手に包まれた。

ショーは「日本乳癌学会学術総会」の関連イベント。聖路加国際病院の山内英子ブレストセンター長が発案し、同じくサバイバーの塩崎良子さん（35）が企画した。モデルは全国から集まった。「ショーの前、試着会で初顔合わせの時は、元気のない人が多かった」と塩崎さん。しかし、試着が進むと自然に笑みがこぼれ出す。「その様子を見て私もハッピーになりました」

塩崎さんは20代でアパレル会社を設立し、がんの診断当時はドレスのレンタルショップを営んでいた。告知は2014年1月。抗がん剤で術前治療をし、半年後に左胸を全摘出した。抗がん剤治療中も店に出たが、やがて脱毛が始まる。顧客は女優やモデルが多く、華やかなドレスに囲まれ、心は沈むばかりだった。「楽しいことを提案する今の仕事はもうできない」。会社をたたんだ。

仕事もやめ、「どうしたら自分らしく過ごせるか」と考える中、「せめて外見だけは」とさまざまなウイッグ(かつら)を買い集めた。しかしケア帽子や乳房摘出後の下着など、病院の売店

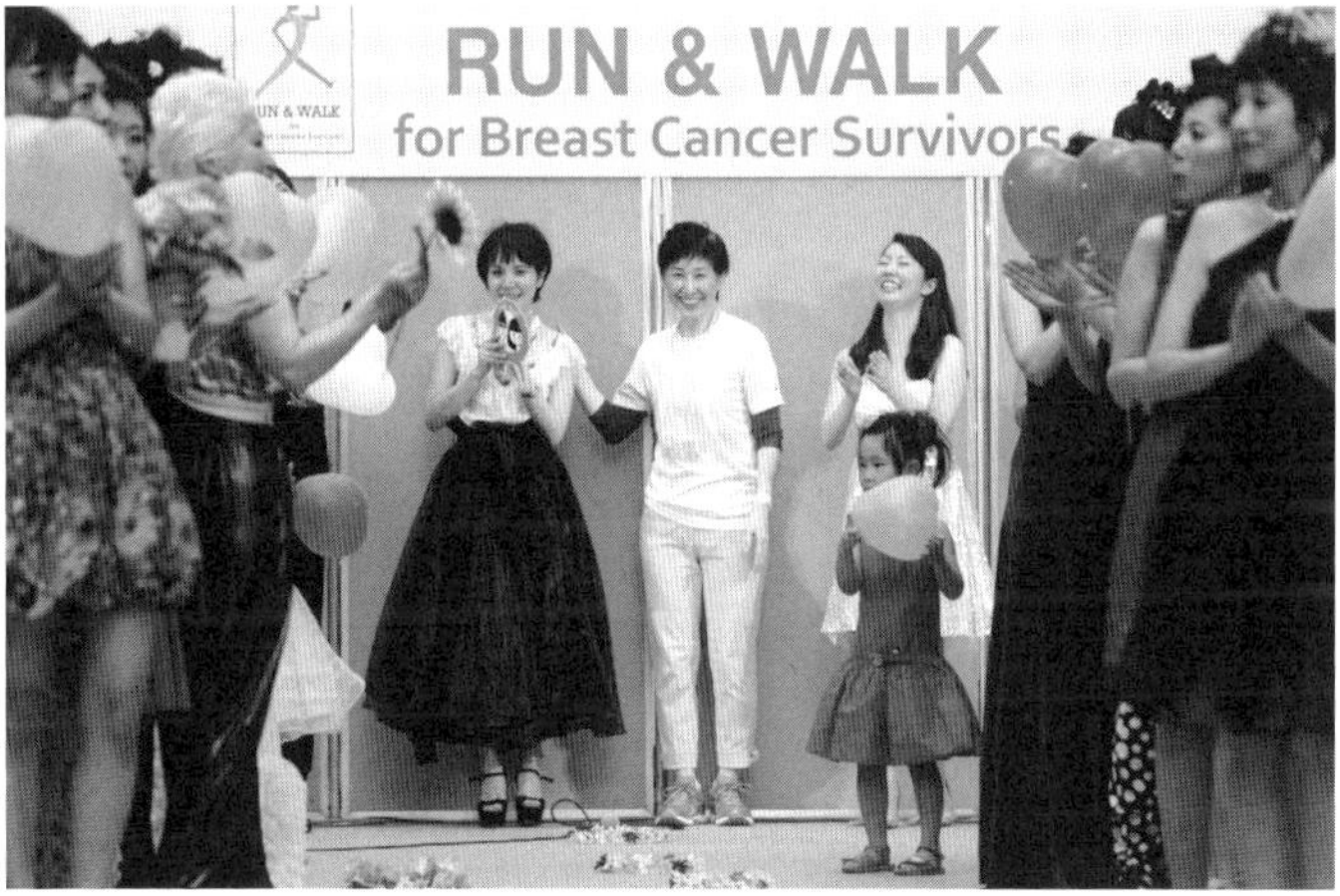

乳がんサバイバーによるファッションショー。中央が聖路加国際病院の山内英子医師、左奥が企画した塩崎良子さん＝東京都江東区で、塩崎さん提供

やインターネットで買えるものはいかにも「病人用」だ。「もっと多様な商品があれば」。ファッションショーに携わり「私にもがん患者の支援ができる」と手応えを感じたことで心が決まった。

離職後に通っていたビジネススクールで2016年2月、起業を提案するコンクールがあり、塩崎さんは「がん患者のケア用品を作る会社を」と提案してグランプリに輝いた。「以前から、外見の美しさだけにこだわることに疑問を持っていました。病を得て、自分の中で答えが明らかになった」。作りたいのは「患者が心の底から元気になり、治療後も使いたくなるファッション性の高い商品」。起業に向け、準備も着々と進行中だ。「『がんになっても輝ける』のではなく『がんになったからこそ輝ける』。ケア用品を通してそんなメッセージを届けたい」

取材の後、塩崎さんはビジネスパートナーを見つけ、6月から毎日オフィスに通うことになった。「社会復帰をしたら、途端に病気という感覚から抜け出しました」と笑う。

7月、とうとう新しい会社を立ち上げた。名前は「TOKIMEKU JAPAN」。逆境にある人に、今、一瞬のときめきを。そんな意味を込めた。

TOKIMEKU JAPAN
http://www.tsunagu-box.jp/

まず最初の事業として、がん患者向けのグッズをセットにした「TSUNAGU-BOX」の販売をクラウドファウンディング上で始めた。ケア帽子やオーガニックのハーブティーなど、「治療を乗り切る」ためのものをBOXに詰めた。品質とデザインにこだわったオリジナルのケア帽子は、1枚からでも購入可能だ。

塩崎さんの「サバイバー支援」は、今、始まったばかりだ。今後やりたいことは数え切れないほどある。あとは前に向かって、一歩一歩進むだけだ。

がんサバイバー

治療中や治療後にかかわらず、がんと診断された人のこと。米国で生まれた概念で、本人や家族、友人らも含めサバイバーと位置づけられる。がんと診断された後もその人らしく生きるためには、さまざまな支援や態勢作りが必要で、国立がん研究センター「がん対策情報センター」には「がんサバイバーシップ支援部」が置かれ、研究や社会に対する啓発活動を行っている。

蝶から薔薇になる

ファッションショーを発案した聖路加国際病院の山内英子さんは、乳腺外科医として若い患者を診る機会も多く、日ごろ、彼女らがさまざまに悩む姿を目にしている。『若い女性』という集団から外れてしまったと疎外感を覚える人も多いようです。でも、『がんになってもあなたらしさは変わらない』ことを胸にとどめてほしい」

山内さんは、医師として長く米国で暮らした。「アメリカは、人と違って当たり前という文化。病気すら個性になり得ます」。病を通して「自分らしさは何か」「生きるとは何か」も見えてくるはずだという。「いくら検診を受けていても、がんになる場合もある。でも、がんを経験したサバイバーはより輝きを得ることができるし、その力になりたいと思っています」

山内さんのデスクには、クリスタル製の蝶と薔薇が飾られている。米国から帰国する際、乳腺科医の恩師からもらった送別の品で、恩師による以下のような内容の詩が添えられていた。

「乳がんと診断された女性は、初めは傷ついた羽を持つ蝶のようだ。はかなげだが、それでも飛び続けなければならない。その苦難を耐え抜き、飛行し続けた者たちは、美しい薔薇に生まれ変わる。私はそんな女性たちを尊敬し、彼女たちのために医療を提供し続けることを誓う」

恩師の言葉を胸に、山内さんも日々、乳がん患者のケアにあたる。「胸にメスを入れられるのがつらくないはずはない。でも、傷つきながらも飛び続け、やがて美しい薔薇になる。そんな女性たちとともに歩めることに、私も日々、感謝しています」

5 その人らしく生き切る

無理に前向きにならなくても

「初めは大抵の患者が何を優先していいか分からず混乱しています」。そう話す桜井なおみさん自身も乳がんサバイバーだ。2007年にがんにまつわる問題解決をうたう会社「キャンサー・ソリューションズ」をスタートさせ、CSRプロジェクト（131ページ参照）では無料で患者の電話相談にも応じる。

がんになったことで社会での役割を自ら手放す患者は少なくない。「がんは生活習慣病」という捉え方があり、「今までの生き方が悪かったのでは」と、自分で自分の居場所をなくす人もいるという。

桜井さんによれば、自分を見つめ直すには、患者向けの就活セミナーなどで使う「ライフラインチャート」も有効だという。生まれてから現在までの時間を横軸、「幸福度」を縦軸とし、その時々のアップダウンをグラフで示す。人生にはさまざまなことが起こるが、幸福度が下がった時は何があったのか。そして何をきっかけにまた上がったのか。自分の基準で過去から現在を辿ると、意外と「がんより大変なことがあった」ことに気づく人が多いという。「落ち込んだ時、どうすれば上がれるのか。誰かの言葉なのか、自分の気づきなのか。それを人に説明することで、より客観的に自分を見ることもできます」。しかし、「無理に前向きにならなくてもいい。最後までその人らしく生きられることが大事です」。

とはいえ、何もないところから「自分らしさ」を見つけるのは難しい。「自分らしく生きるがん患者の先輩を見つけ、お手本にするのも手です。自分のことがおのずと見えてくる」。患者会や集いの場では、多くの先輩患者に出会うことができる。また、がん闘病記などでも、いろいろな患者の生き方を知ることができる。桜井さん自身は治療を始めた際、乳がんで亡くなったジャーナリストの千葉敦子さんの著書で「病気に支配されない生き方」を学んだという。

桜井さんは最近、古くからの友人を乳がんで見送った。その姿から、「自分らしく生きる」ひとつの形を学んだという。「病が分かったのは私より後。しばらくして再発したのですが、そのことを家族にも私にもなかなか明かさなかった」。友人は、最先端のがん治療の研究に関わっていた。一人暮らしで、がんが分かって最初に手術を受けた日から、ずっとメモをつけていたという。今後病気が進んだら、どのような治療を受けたいか。最期はどのように迎えたいか。そして自分がいなくなった後のさまざまな手続きのこと。

「『死ぬのは怖くない。いつか来ることだから』と言っていた。でも彼女らしいのは、緩和ケア病棟に入って亡くなる2日前まで、病室で電話会議をしていたんです。最後まで自分の役目を全うしようとしていた」

その頃、桜井さんは毎日病室を訪ね、家族の代わりに泊まり込むこともあった。「ぎりぎりまで彼女は自分らしく生きていました。最期は病院のスタッフをはじめ、多くの人に囲まれていた。それまでは自ら人を遠ざけていたところがあって、『もっと自分から人に近づけば良かった』なんて言っていました」

「やることはやった」。桜井さんは友人の最期について、そう確信したという。

せっかくがんになったのだから

「乳がんの手術後、学校に通って医療従事者になりました。周りのスタッフや患者さんと接することで、以前より、明るく楽しく生活できるようになりました」

「感謝できることが多くなりました。がんの友達と葬儀屋に行ったり、斎場を決めたりしました。葬儀屋の方とも仲良くなりました」

「『せっかく乳がんになったのだから』というのが生活の根幹にあります。患者会の仲間との交流、さまざまな活動に参加すること……結構充実しています」

乳がん患者会の「アイビー千葉」が今年2月に集めたアンケート。「乳がんになってあなたの生き方や生活はどのように変わりましたか」という質問に、さまざまな答えが返ってきた。悩みが増えたという回答もある一方、多くは病を前向きにとらえ、日々を充実させようとする患者の姿が浮かぶ。

アンケートは、同患者会が年3回開催する「医療相談」の参加者から募る。質問には、他に「医師や看護師からの嬉しかった言葉や態度」「逆に傷ついたり困ったりしたこと」などが並び、患者の生の声として医療者にも結果を届ける。

「医療相談」は会員以外からも広く参加者を募り、多い時は80人が集まる。計3時間で20人以上の患者が質問し、乳がんの治療にあたる医師が質問に答える。相談の内容は、大きく分けて「ホルモン治療」「抗がん剤」「再発後の治療」についてで、最近は、「遺伝子検査」や「乳房再建」に関する質問も増えているという。乳がんは新薬の開発も進み、タイプ別に治療法も分かれるため、治療がより複雑になる。患者は、その時々で治療法の選択を迫られることが多いが、普段の診察ではなかなか主治医に詳しい説明を聞くことができない。

「この医療相談は、いわばグループセカンドオピニオンです」と、「アイビー千葉」代表の齋藤とし子さんは話す。「患者は不安になると憶測でものを考える。それは良いことではありません。医師からきちんとした説明を受ければ、不安はほとんど解消される」。主治医が放った言葉に不安を覚えたままの患者も、この医療相談では、主治医の言葉の背景まで解説してもらえる。

齋藤さんたちが医療相談を続ける意義は他にもある。「再発患者同士はもちろん、初期でとりあえず治療を終えた人も、再発した人が何年も元気でこの場に来る姿を見て安心します」

再発患者には標準治療が定まっていないため、常に不安を抱えることになる。検査の結果によって気持ちの浮き沈みも大きい。「先月は良かったけど、今月はダメだった」と落ち込み、仲間に電話でアドバイスをもらったりすることで気持ちを落ち着かせる。再発患者は、その繰り返しで時を重ねていく。

「アイビー千葉」の会員にも、再発して10～15年経過した人は少なくない。長年、多くの患者に寄り添ってきた齋藤さんは話す。「残された命があとどれくらいであろうと、今後の生き方を見つけられた人は、どんな状況になっても自分を客観的に見ることができます」。自分の先を歩く先輩患者の姿を見て、自分も時期が来たら、「緩和ケアを受けることを先生に相談しよう」と自然に思えるようになるという。

同患者会の関口淳子さんも話す。「初発のがんの告知、そして再発の告知。その時々で価値観の作り替えができるかどうかで、気持ちが落ちたままなのか、あるいは上がることができるのかが分かれるようです」。「胸がなくなったけど生きていられればいい」と思えるのか、「胸もないし、がんだし、暗いことばかり」と思って過ごすのか――。

それでも人生は続く。

乳がんは患者数が多く、研究も日に日に進む。たとえ転移・再発しても、あともう少し頑張って生きれば新しい薬が使える。そう思って日々を積み重ね、自分らしく生き切る患者が世界中にたくさんいる。そのことを胸にとどめたい。

巻末付録

知っておきたい「乳がん」の基礎知識

知っておきたい「乳がん」の基礎知識

「乳がん」とは

乳房の中には母乳を作る「乳腺」と呼ばれる組織があり、乳頭を中心に放射状に分布しています。乳腺は、母乳を産生する「小葉」と、その母乳を乳頭まで運ぶ「乳管」から成り、脂肪組織や間質などがそれらを支えています。乳がんは、この乳腺組織に発生する悪性腫瘍で、おもに乳管の内壁の上皮細胞から発生。がん化した細胞は無秩序に増殖を繰り返し、乳管内に広がっていきます。

最も発生しやすいのが乳房の外側の上部です。

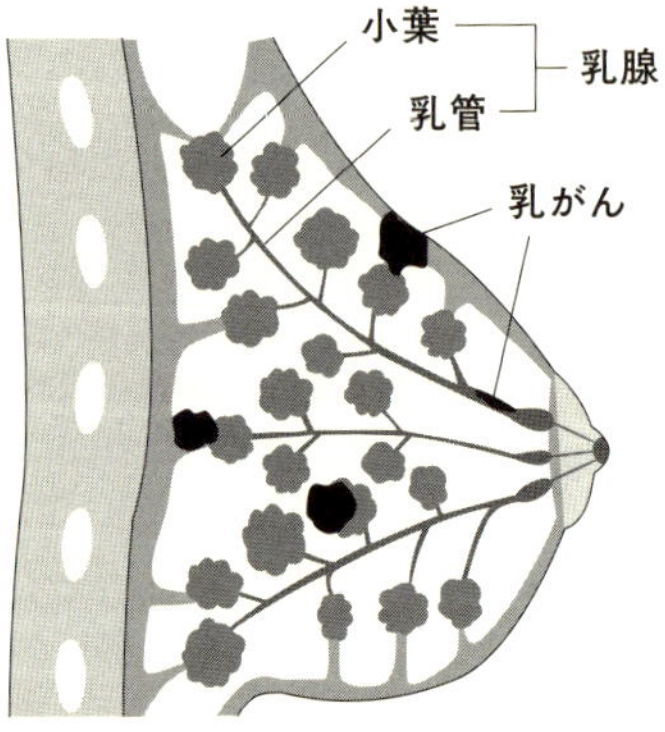

次いで内側上部、外側下部、内側下部、乳輪部と続きます。

乳房にしこりを感じたことで診察に訪れる人が多いことから、しこりが乳がんの初期症状と捉えられがちですが、実は初期にはほとんど自覚症状はありません。乳がんの進行スピードは非常に遅く、細胞ががん化してからしこりとして感じられるまで何年もかかります。

乳がんの種類

乳がんは進行の仕方によって大きく二つのタイプに分けられます。発生した場所にとどまっている「非浸潤がん」と、近くの組織に広がっていく「浸潤がん」です。それぞれ次のような特徴があります。

・非浸潤がん（乳管内進展）

乳がんが発生した乳管や小葉の内部にとどまっているタイプのものを「非浸潤がん（乳管内進展）」と言います。乳管内を進展し増殖していくため、転移や再発のリスクが少ないのが特徴で、手術で完全に切除できれば完治します。「早期がん」に分類され、発見される確率は全体の1～2割程度ですが、マンモグラフィ検診の普及により、最近では発見件数が増えているといわれます。乳管内にがん細胞が増えると、乳頭から血液の混じった分泌物が出るようになります。これは乳管内のがん細胞からの出血が原因で、がん細胞が増殖し乳管内をふさぐようになるとしこりのように感じられることがあります。がん細胞が乳頭まで進展すると、乳頭がただれるなどの異常が現れます。

・浸潤がん

乳管や小葉で発生したがんが乳管の壁を破り、増殖していくタイプのものを「浸潤がん」といいます。がん細胞が塊を作りながら増殖していくため、しこりとして感じられるようになります。またれに痛みを感じることもあります。血管やリンパ管を通り全身に転移する恐れがあり、最初に転移が起こりやすいのがわきの下のリンパ節です。わきの下にしこりを感じたら、すぐに検査を受けてください。

乳がんの自覚症状

・しこり

乳がんの自覚症状でもっともわかりやすいのが「しこり」です。特に痛みはなく、押しても移動しないことが特徴です。

・乳首からの分泌物

乳管内に増えたがん細胞から出血すると、血液の混じったような分泌物が乳頭から出るようになります。

・表面的な変化

皮膚表面に近い部分にしこりができると、皮膚がしこりに引っ張られて乳房にえくぼのようなくぼみができたり、赤く腫れたりします。

・わきの下の腫れ

リンパ管や血管にまでがん細胞が浸潤すると、リンパ節のあるわきの下が腫れることもあります。リンパ節が腫れたことによりリンパ液の流れが悪くなり、腕がしびれるなどの症状が出ることもあります。

「しこり」の特徴

乳がんの代表的な症状に挙げられるのが「しこり」です。セルフチェックで早めに見つけるためにも、しこりの特徴について把握しておきましょう。ただし、ここに記すのはあくまでも目安であり、しこりの状態は人それぞれ違います。たとえ当てはまらなくとも、少しでも異常を感じたら、必ず検査を受けてください。

・位置

乳首の外側上部に多くできるといわれ、次いで、乳首の内側上部。乳首のすぐ横（体の中心寄り）、乳首の真下と続きます。

・感触

良性のしこりは周囲との境界線が比較的はっきりしていて、上から指で押すと逃げるように移動します。一方、乳がんのしこりは周囲との境界が曖昧で、指で押しても動きません。

・**硬さ**

良性のしこりは消しゴム程度の硬さですが、乳がんの場合は石のように硬く表面がデコボコしているのが特徴です。

・**大きさ**

セルフチェックで気づくことができるのは5ミリ〜1センチ程度の大きさになってからです。ただし、しこりは1センチでも乳管内のがん細胞はさらに広がっていると考えられますので、どんなに小さいしこりでも見つけたらすぐに検査を受けてください。

乳がんと間違いやすい病気

乳房のしこりや乳頭からの分泌物など、乳がんと似た症状が見られる病気がいくつかあります。多くは良性疾患ですが、まれに悪性化することもありますので、一度これらの病気と診断されたら、定期的な検診が必要です。

・**乳腺症**

女性ホルモンのバランスが崩れることなどが原因で、乳腺組織の細胞の一部にさまざまな変化が起こり、乳房のしこりや痛みとなって現れます。乳腺症のしこりはがん化することはありませんので、基本的に治療の必要はありません。30〜40代の女性に多く見られます。

・**乳腺炎**

乳汁のつまりや細菌感染によって乳腺に炎症が起こる病気です。乳房の腫れや痛み、発熱などが主な症状で、治療には抗菌薬が用いられます。「炎症性乳がん」という特殊なタイプの乳がんでもまれに似た症状が現れることがありますので、これらの症状が現れたら、慎重に検査を行ってください。

・**線維腺腫**

乳房にできる良性腫瘍で、境界がはっきりした球形の動くしこりが特徴です。20〜30代の女性に多く見られ、多発することがありますが、がん化することはありません。小さいしこりは経過観察を行いますが、直径が3センチを超えるようなことがあれば、摘出する場合もあります。

・葉状腫瘍

線維腺腫によく似たしこりが発生し、放置するとどんどん大きくなるのが特徴です。手術で摘出しますが、悪性の場合は再発や転移を起こすことがあります。線維腺腫よりやや高齢の女性に多く見られます。

・乳管内乳頭腫

乳管内にできる良性の腫瘍です。乳頭近くにできやすいため、乳頭から赤黒い血の混じった分泌物が多く見られます。悪性が疑われる場合は、腫瘍のできた乳管を切除します。

乳がんのリスク要因

乳がんの原因は未だに解明されていない部分も多くありますが、発生に大きく関与していると考えられているのが女性ホルモンの一つである「エストロゲン」です。乳管の発達や生殖器の発達を促すなど、女性の心と体の健康に欠かせないホルモンですが、過剰、かつ長期間分泌されるとエストロゲンの影響を受けている乳腺や子宮に強く働きかけることになり、それらの器官が正常な状態を維持できなくなってしまいます。その結果、乳がんをはじめ、子宮筋腫の悪化など、婦人科系の病気にかかるリスクが高まります。エストロゲン過多を招く要因としては、早い初潮と遅い閉経、授乳経験が少ない（またはない）ことなどが挙げられます。また、肥満もエストロゲンの過剰分泌を招くといわれています。

エストロゲンとともに乳がん発生に大きく関与しているのが「遺伝要因」です。米国人女優のアンジェリーナ・ジョリーが２０１３年に健康な乳房を、２０１５年には卵巣・卵管を切除する手術を受けたことが話題になりましたが、彼女は、細胞のがん化を防ぐ「ＢＲＣＡ１」というがん抑制遺伝子に変異が見られ、何もしなければ87％の確率で乳がんに、50％の確率で卵巣がんになると診断されていたそうです。母親は49歳で卵巣がんと診断され、その後乳がんも発症し、56歳で死亡。さらに母方の祖母が卵巣がん、叔母も乳がんで亡くなっており、自身も卵巣に初期のがんの兆候が見られたことから予防手術に踏み切ったと伝えられています。

このように、「ＢＲＣＡ１」、あるいは「ＢＲＣＡ２」という遺伝子の変異が乳がんの原因の一つであるということが最近の研究で分かってきました。この遺伝子変異は50％の確率で親から子に伝わることも判明しています。父方か母方、どちらか一方の家系の近縁の血縁者に乳がんと診断された人が二人以上いる、または、卵巣がん、卵管がんのいずれかと診断された人がいる場合は要注意です。乳がんだけではなく、卵巣がんも発症しやすい傾向があるため、「遺伝性乳がん・卵巣がん症候群（ＨＢＯＣ）」とも呼ばれています。乳がん患者の５～10％が遺伝性であるといわれ、若い年代で発症しやすく、両側乳房にがんが発生しやすいのが特徴です。

遺伝子変異は血液を用いた遺伝子検査によって判明します。遺伝子検査は保険適用外の場合が多く、費用が数十万円かかることもありますが、最近では1～5万円でキットを購入することが可能になりました。遺伝子変異が判明した場合には定期検診を行い早期発見に努めることが必要です。乳房の予防的切除は乳がんの発生率を大幅に下げることはできますが、死亡率の低下を証明するには至っていないというのが現状です。

乳がんの進み方

乳管内でがんが増殖するとがん細胞から出血し、乳頭から赤や茶色、あるいは黄色がかった分泌物が出るようになります。がん細胞が増えると枝分かれした多数の乳管に広がっていきますので、乳腺が腫れて、なんとなく硬いしこりを感じます。

増殖したがんが乳管の壁を破り外へ出ると、周囲の組織を引き込みながら増殖し、がん細胞の塊を作ります。これが「しこり」として触れるようになります。このがん細胞の塊が皮膚や乳頭に近いところにできると、皮膚が引っ張られ「くぼみ」ができたり、乳頭が陥没したりすることがあります。

がん細胞が乳管の外に広がると、比較的早い時期から血管やリンパ管に入り、転移する恐れが出てきます。最も転移しやすいのが乳房に近いわきの下のリンパ節で、わきの下にしこりのようなものが感じられることがあります。さらに血液やリンパの流れにのり全身に広がっていきます。これを「遠隔転移」といい、肝臓や肺、骨、脳などに転移しやすいといわれています。

乳がんのステージ（病期）

乳がんの進行度の指標になるのが「ステージ」です。ステージの分類は乳がん以外の悪性腫瘍でも用いられている「TNM分類（しこりの大きさ、リンパ節への転移、遠隔転移を総合的にみて診断）」が主流となっています。

ステージ	しこりの大きさ(T)	リンパ節への転移(N)	転移(M)
0期	非浸潤がん		
I期	2cm以下	なし	なし
IIa期	2・1〜5cm	大きさが2cm以下でも、わきの下のリンパ節転移が疑われる、または、大きさが2.1〜5cmでわきの下のリンパ節への転移がない	なし
IIb期	2・1〜5cm	大きさが2.1〜5cmで、わきの下のリンパ節への転移がある	なし
IIIa期	5・1cm以上	大きさが5.1cm以上で、わきの下、または胸骨内側のリンパ節への転移がある	なし
IIIb期	大きさ関係なし	しこりが胸壁固定か、皮膚に顔を出し、むくんだり、崩れたりしている	なし
IIIc期	大きさ関係なし	わきの下と胸骨そばのリンパ節、または鎖骨上のリンパ節に転移	なし
IV期	骨、肺、肝臓、脳などの臓器に転移している段階		

乳がんのサブタイプ分類

がん細胞の性質による「サブタイプ分類」で、治療法が分かれます。

まず「ホルモン受容体」のエストロゲン受容体（ER）とプロゲステロン受容体（PgR）の有無。女性ホルモンの「エストロゲン」が「エストロゲン受容体」に結合すると、がん細胞の増殖につながります。したがって、「ホルモン療法」によってそれらの働きを阻止する必要があります。

また、がん細胞の増殖に関わる「HER2タンパク」または「HER2遺伝子」を過剰に持つのが「HER2陽性」。がんの増殖が速く、分子標的薬の「ハーセプチン」などによる「抗HER2療法」が効果的です。さらに、「Ki67」は、が

サブタイプ分類	ホルモン受容体		HER2	Ki67	薬物療法
	ER	PgR			
ルミナルA型	＋	＋	−	低	ホルモン療法
ルミナルB型（HER2−）	＋or−	弱陽性or−	−	高	ホルモン療法、化学療法
ルミナルB型（HER2＋）	＋	＋or−	＋	低〜高	ホルモン療法、化学療法、抗HER2療法
HER2型	−	−	＋	低〜高	化学療法、抗HER2療法
トリプルネガティブ	−	−	−	低〜高	化学療法

んが増殖する速さを示すマーカーです。
これらの組み合わせにより、タイプ別に、主に術前術後の薬物療法が分かれます。

治療方法と治療日数の目安

乳がんの治療は大きく二つに分かれます。手術でがん細胞を取り除いたり、放射線を当てることでがん細胞を死滅させたりする「局所療法」と、乳房以外に広がったがん細胞に効果を及ぼす「全身療法」です。

〈局所療法〉

◎手術

視診や触診、画像検査などで確認されたがんを取り除きます。手術には次の3種類の方法があり、通常1～2週間の入院が必要です。

・乳房温存手術

切除範囲をできるだけ小さくし、乳房を残す方法。現在、乳がん手術の半数以上がこの方法で行われています。

・乳房切除術

がんのある側の乳房を全て切除する方法。

・乳房切除術 ＋同時再建

乳房の全摘とともに再建を行う方法。乳房再建は術後、期間をおいて行うことも可能です。

◎放射線療法

手術後、がんのあった乳房とその周囲に放射線を照射し、がん細胞の増殖を抑え再発を防ぎます。一般的に4～6週間ほど行われます。

〈全身療法〉

◎術前薬物療法

乳がん治療では、まず手術でがんを取り除き、再発防止のため「術後治療」として放射線療法や化学療法を行うのが従来のやり方でしたが、最近では、「術前薬物療法」として、あらかじめ薬でがんを小さくしてから手術を行うケースも増えています。手術困難な進行性がんの手術や乳房温存手術を可能にする目的で行われます。3〜6カ月にわたり行われます。

◎**化学療法（抗がん剤、分子標的薬）**

抗がん剤は細胞分裂が活発ながん細胞を攻撃する薬で、術前、術後、転移・再発時に広く用いられます。ただし、正常な細胞も攻撃してしまうため副作用も強く、予防・対処しながら使用する必要があります。3〜6カ月間行われます。

がんの化学療法の中で最近注目を集めているのが分子標的薬です。がん細胞の増殖に大きく関係する特定の分子を狙い撃ちにするもので、抗がん剤に比べ正常な細胞へのダメージが少ないというメリットがあります。約1年行われ、「術前薬物療法」で分子標的薬を用いた場合はその分を引いた残りの期間分行います。

◎**ホルモン療法（ホルモン剤）**

がん細胞の発生、増殖に関わる女性ホルモン（エストロゲン）の働きを抑えるホルモン剤を用いて再発・転移を防ぎます。飲み薬と注射があり、5〜10年という長期にわたり行われます。

セルフチェックの方法

乳がんは自分で発見することのできる数少ないがんです。早期発見のためにも月に一度はセルフチェックを行いましょう。チェックの過程でしこりをはじめ、少しでも異常を感じたら必ず検査を受けてください。

〈お風呂で〉

入浴時、体を洗うついでに行いましょう。石鹸のついた手で行うと滑りが良くなり調べやすくなります。指の腹で乳房を軽く押さえ、円を描くようにやさしくさすり、しこりがないかを確認します。

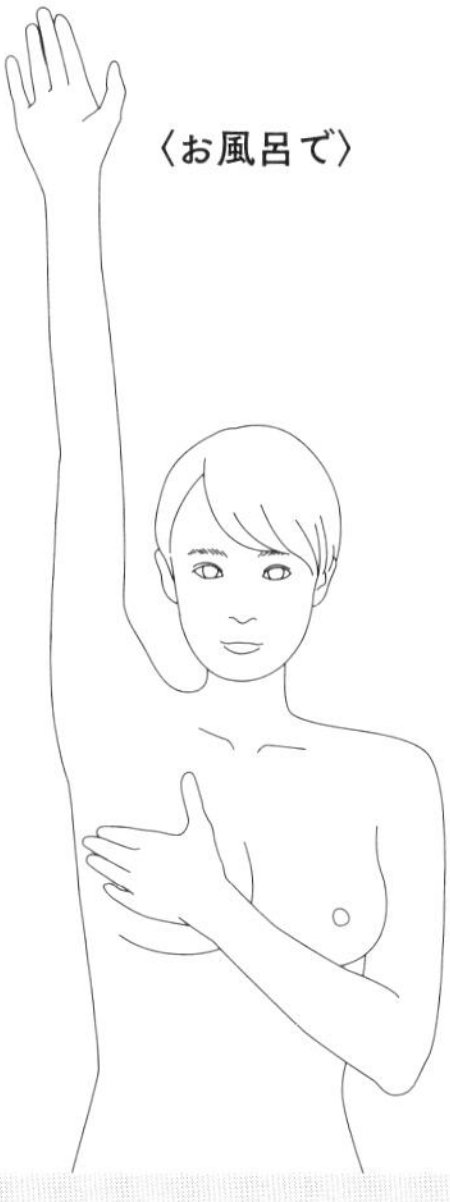

〈鏡の前で〉

①乳房

楽な姿勢で立ち、両方の乳房の形、大きさ、高さに違いはないかなどを確認します。両手をあげた際に引きつれた感じがしないかなども調べます。

②乳頭

親指と人差し指で軽くつまみ、痛みや分泌物の有無を調べます。

〈仰向けで〉

①乳房の内側

腕を上げ、上げた側の乳房を指の腹で軽く圧迫し、内側から外側に向けてさするようにしてしこりの有無を確認します。乳房が平均に広がるよう、背中に薄い枕などを敷きます。

〈鏡の前で〉

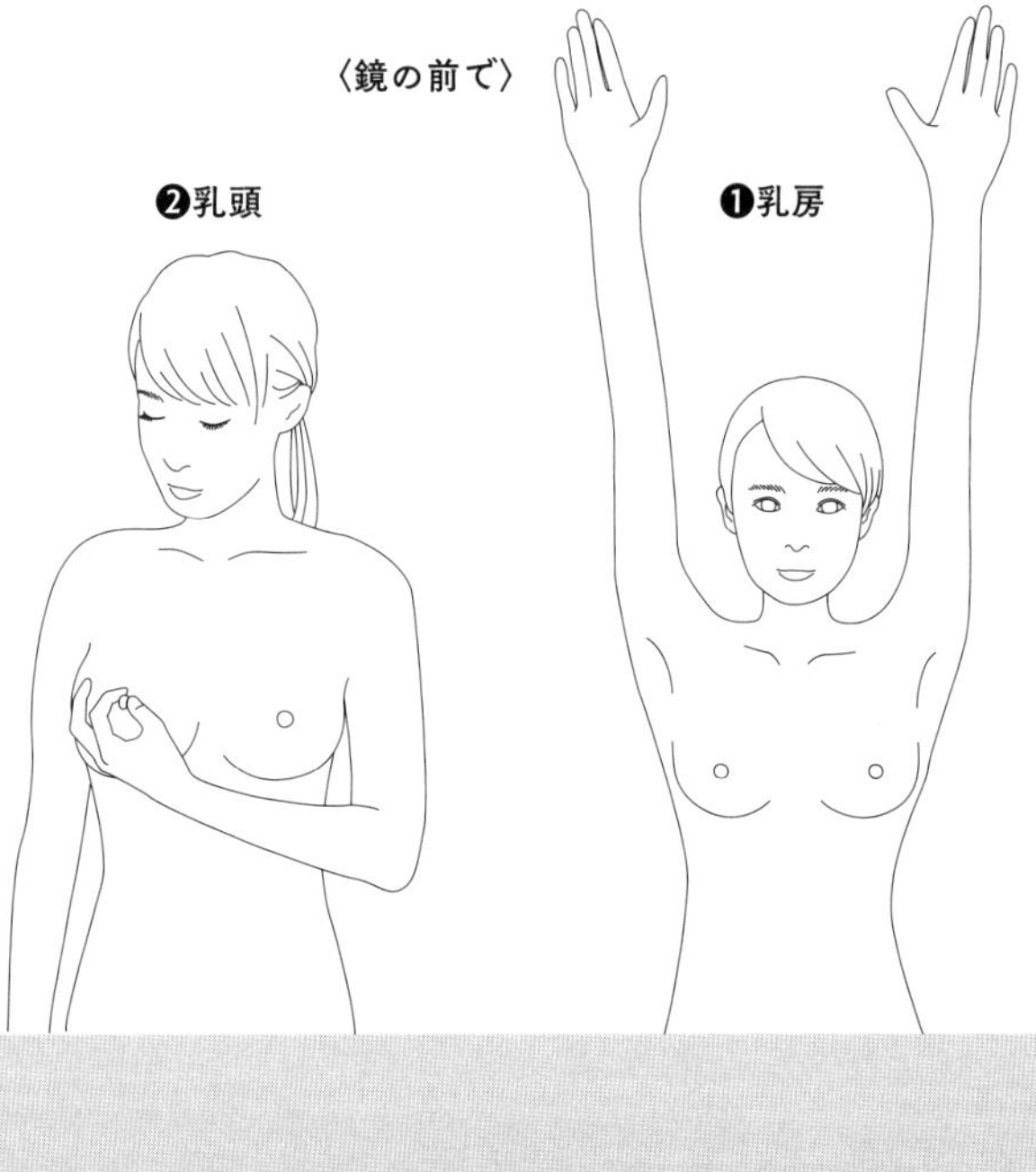

②乳房の外側

腕を下げ、1と同様に乳房を指の腹で軽く圧迫し、外側から内側に向けてさするようにしてしこりを確認します。

③わきの下

1、2同様、指の腹を使いしこりがないかどうか確認します。

乳がん検診と費用

乳がんを治すためには、無症状の段階で早期発見することが大事です。そのためには乳がん検診が必要ですが、年齢や検査の内容に加え、自治体か一般の病院か、さらに何らかの症状があり受診する場合とでは、それぞれ金額が違ってきます。

〈仰向けで〉

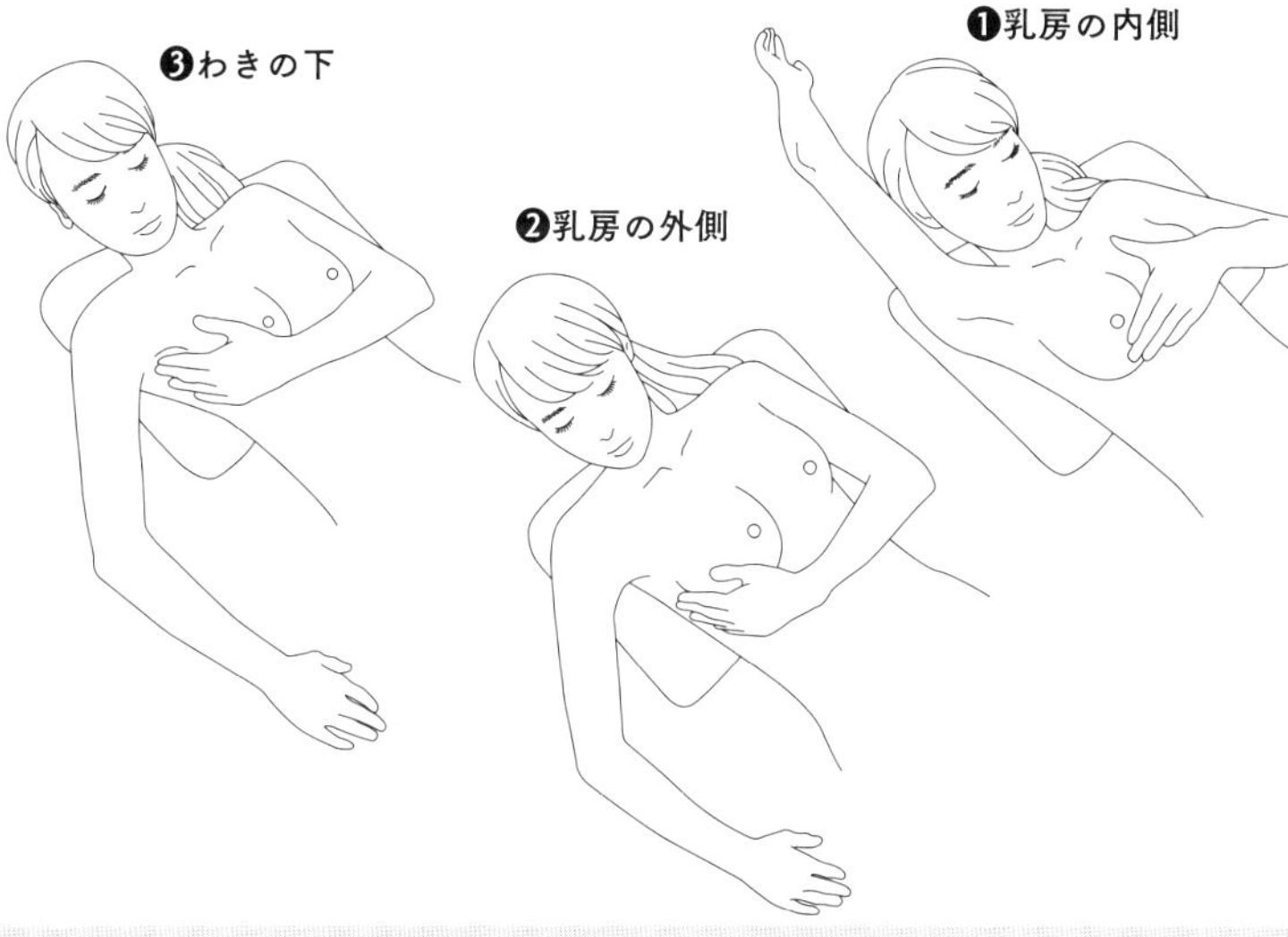

・**地方自治体による乳がん検診**

厚生労働省では各自治体による乳がん検診を推奨しています。そのため、40歳以上の女性は、2年に1回乳がん検診を受けることができます。視診、触診、マンモグラフィがメインで、金額は無料～3000円程度。

・**自己負担による乳がん検診**

40歳未満の女性で何らかの異常を感じた場合、乳腺外科、あるいは婦人科のある病院などで検診を受けます。視診、触診、マンモグラフィで10000円前後。ただし、乳がん検診はすべての年代の女性に推奨されるものではありません。20～30代前半の若い世代の女性にとっては、検診を受けることが肉体的、精神的な負担にもなりかねません。しこりをはじめとした自覚症状がある場合に限り検診を受けるようにしてください。

・**より詳しい検査**

検診の結果、精密検査が必要となった場合、ほとんどが保険適用（3割負担）となります。超音波検査、MRI検査、乳管造影検査、乳管内視鏡検査などがあります。

乳がん検診を受ける前に知っておきたいこと

乳がん検診と言えば多くの人がマンモグラフィを思い浮かべるのではないでしょうか。マンモグラフィ検査のメリットは、腫瘍があれば白い塊として写るため、微細な段階で発見できることが挙げられます。ただし、乳腺も白く写り込んでしまうため、乳腺が発達している若い女性の場合は乳腺とがんの区別がつきにくいという問題があります。そのため、遺伝性乳がんが疑われる場合を除き、20代、30代の女性にマンモグラフィはあまり意味がないといわれています。

しかし、40歳以上の女性にもマンモグラフィが有効とは限らないという説があります。早期発見につながる一方で、陽性を疑われたものの、精密検査を受けたら乳がんではなかったという、いわゆる「偽陽性」のリスクがあります。精密検査は乳房に針を通し組織の一部を採取するなど身体的な苦痛を伴いますし、結果が出るまで不安な日々を過ごさなければなりません。とはいえ70～80%の割合で乳がんを発見できるなど、メリットが大きいことも事実です。日本では40～50代から発症することが多く、厚生労働省は40歳以上の女性に2年に1度、マンモグラフィによる検診を推奨しています。ただし乳房の状態には個人差がありますので、これらを目安に、検査内容と頻度は自身で判断することが必要です。また、少しでも異常を感じたら必ず検査を受けましょう。

心のケア

がん体験者のためのアロマテラピー講座の情報など
NPO法人キャンサーネットジャパン http://www.cancernet.jp/station

副作用による外見の悩みに答える美容情報
「がん患者さんのための外見ケアBOOK」
（資生堂ライフクオリティービューティーセンター）
https://www.shiseidogroup.jp/slqc/information/information_151215.html

がん治療中の精神的ケア情報
日本サイコオンコロジー学会 http://support.jpos-society.org/

乳がん患者の性の悩みに答える冊子
「乳がん患者さんとパートナーの幸せな性へのアドバイス」
http://www.jakunen.com/common/file/01.pdf

緩和ケア

緩和ケアに関する詳細情報
「がん患者のための緩和ケアの受け方」http://kanjyakanwa.jp/

在宅緩和ケアを行う全国の医療機関情報
日本在宅ホスピス協会　http://n-hha.com/

支援団体

「かんしん広場」http://www.kanshin-hiroba.jp/

家族のサポート

国立がん研究センター中央病院・家族ケア外来
03-3547-5130（平日 10：00 ～ 16：00）
埼玉医科大学国際医療センター・精神腫瘍科 遺族外来
042-984-0475（日・祝日を除く 8：30 ～ 17：00）

がん患者をサポートする窓口や組織がいろいろあります。
情報が必要な時や困ったことが起きた時など、
必要に応じてアクセスしてください。(2016年9月現在)

治療

「標準治療」のガイドライン(一部閲覧可能)
国立がん研究センター「がん情報サービス」
http://ganjoho.jp/

がんの補完代替医療について
厚生労働省助成の研究班編「がんの補完代替医療ガイドブック」(第3版)
https://hfnet.nih.go.jp/usr/kiso/pamphlet/cam_guide_120222.pdf

「がん対策推進基本計画」に基づいたがん研究の具体的な方針
厚生労働省のホームページ
http://www.mhlw.go.jp/bunya/kenkou/gan_keikaku.html

日本対がん協会の電話相談窓口
「がん相談ホットライン」
03-3562-7830(祝日を除く10：00 ～ 18：00)

保険

がん患者のための公的・民間医療保険制度
「がん制度ドック」 http://www.ganseido.com/

就労

企業のための『がん就労者』支援マニュアル
「がんと就労」 http://www.cancer-work.jp/tool/

就労に関する疑問に答える
「がんと仕事のQ&A」 http://ganjoho.jp/public/support/work/qa/

毎日新聞生活報道部
担当記者　三輪晴美、山田麻未、塩田彩
担当デスク　遠藤和行、清水優子

ブックデザイン
図版・イラスト　鈴木成一デザイン室
DTP　ペリカン
編集協力　ケイツー
髙橋勝視（毎日新聞出版）
山際里奈

乳《にゅう》がんと生《い》きる　ステージ4記者《きしゃ》の「現場《げんば》」

印刷　二〇一六年一〇月一〇日
発行　二〇一六年一〇月二五日

著者　毎日新聞生活報道部《まいにちしんぶんせいかつほうどうぶ》

発行人　黒川昭良

発行所　毎日新聞出版
〒一〇二-〇〇七四　東京都千代田区九段南一-六-一七　千代田会館五階
営業本部　〇三(六二六五)六九四一
図書第二編集部　〇三(六二六五)六七四六

印刷・製本　廣済堂

ISBN978-4-620-32414-2